新 潮 文 庫

狂気という隣人

—精神科医の現場報告—

岩 波 明 著

新 潮 社 版

8128

目次

狂気という隣人

精神科医の現場報告

はじめに

古い刑務所のような荒れ果てた暗い建物の中を歩いて行くと、鉄格子《ごうし》で遮断された部屋があり、その中にはいつも奇怪な大声をあげ、だれかれかまわず殴りかかってくる人物が収容されている。その髪も髭《ひげ》も伸び放題で異臭を放つ人物を押さえつけるためには、屈強な看護人を数名必要としている。あるいは、大きな門構えの旧家の敷地にある白い土蔵の奥に、髪を振り乱した全裸の若い女が閉じ込められているが、彼女は助けを求めるわけでもなく、絶えず大声でけらけらと笑いこけている。

少し極端な例かもしれませんが、いまだに一般の人は、「狂気」や精神病に対してこのようなイメージを持っているのではないでしょうか？

私たちは、身体《からだ》が病気になる心配はよくします。成人病を防ぐために脂肪分を制限し、身体によくないからとタバコをやめようとします。しかし自分が精神の病気に罹《り》患《かん》することなど、通常は予想もしていません。とくに精神疾患の中で最も重症である精神病に関しては、自分とは無縁の世界であると考えているものです。しかし正常な精神と「狂気」は、それほどはっきり区別がつけられるものでしょうか？

歴史的にみれば、精神病の世界は長い間、「穢《けが》らわしいもの」、あるいは「人前に出してはいけないもの」として、一般の人々の目に触れないように扱われてきました。

昭和の初期の話になりますが、東大病院内科の青山という大物教授が、大学の構内に精神科の病室を作る計画に関して、「帝大病院としては、東大の構内で精神病患者を扱うことなど決して認められない」と強く反対したのは有名な話です。戦前においては、精神病患者は座敷牢《ろう》に閉じ込められていました。戦後になってから座敷牢は廃止されましたが、代わりに僻地《へきち》の精神病院に隔離され、一般の人の目にはなかなか触れない存在でした。

医学生の頃、あるいは研修医の時代、私は精神病、あるいは統合失調症（精神分裂病）という確固たる病気があると信じて疑いませんでした。医学的にも、それが定説でした。たとえば他の内臓疾患のように、精神病にもはっきりとした病気の原因があり、それに伴って脳機能が異常となるものだと常識的に考えていました。今日の精神病に対する科学的な研究も、脳の神経伝達物質の異常など、そういった方向からアプローチが続けられています。

しかし二十年近くの臨床経験を経て、私は必ずしもこうした確信は持てなくなっています。生物学的な背景はあるとしても、正常な精神と「精神病」の間には明瞭《めいりょう》な差異は存在するのだろうか、そこにはごく薄っぺらで曖昧《あいまい》な境界があるだけではないのか、そんな風にも感じています。

私の臨床における恩師であった故・宮内勝先生は、人類の三分の一は統合失調症であると断言していました。もちろんこれはかなり大げさな発言であり、発症に到らない潜在的な統合失調症も含めた数字です。しかし、顕在的な「統合失調症」とは言えないまでも、思考や行動のパターンが「スキゾフレニック」（統合失調症的）な人の割合は、全人口の一〇から二〇パーセント近く存在していると言っても、誤りではないと思います。

ただこういう風に話すと、多くの人が反論することでしょう。自分には精神病の要素などまったくないし、親戚《しんせき》にもそういった人がいるとは聞いたことがない、まったくとんでもない話だと。

統合失調症の発症率は、総人口の約一パーセント程度です。これは多くの国と地域でほぼ一致した数字を示しています。百人に一人ということなら、決して少ない数ではないですが、確かに身近に患者がいないこともあるかもしれません。

しかしこの数字は、明らかに「病気」であると周囲から認知された数です。社会に一見適応している「潜在的な」患者はこの数字には含まれていません。精神が不安定になったとき、周囲の人たちが共謀して自分を罠《わな》にかけているように感じたことはありませんか？　そんなばかなことはあるはずないとわかっていても、通りすがりの人々から悪意の視線を浴びせられた気がした経験はないでしょうか？　冬の静かな雨音が、脅迫者の奏《かな》でるメロディーに聞こえたことはないでしょうか？

どうして精神科医になったのですかと、聞かれることがよくあります。この質問には、物好きですねというニュアンスがたいてい込められています。精神科の疾患は過酷で、患者や家族の生活を破壊し、生死を左右するものであると同時に、魅力的で興味深いものでもあります。精神病の世界は人々を脅《おびや》かすものである一方、不思議にどこか懐《なつ》かしい気配、白昼夢の中に存在する少年時代の風景のような気配に満ちています。スキゾフレニックな表現に満ちた文芸作品、たとえば夏目漱石《そうせき》の小説の多くや、ジョイスの『ユリシーズ』などが年月を経ても読まれ続けるのは、読者の精神の脆弱《ぜいじゃく》な部分と共鳴しているからかもしれません。

精神病、あるいは統合失調症がいかに身近なものであるか、それは本書を読んで頂ければ理解してもらえることと思います。精神病は私たちの精神と異質な存在ではなく、常に私たちのスキゾフレニックな「心」と「脳」の中に、その重要な一部として存在しているのです。

第一章

another emergency room

もう一つのER

一

「ER（緊急救命室）」は、人気のあるテレビドラマです。アメリカNBCの作品ですが、日本では現在も放映されているので、ご覧になった方も少なくないでしょう。原作はマイケル・クライトンの『五人のカルテ』（ハヤカワ文庫）です。

舞台はイリノイ州のシカゴ、同国第三の大都市にある救急病院です。シカゴは五大湖の一つ、ミシガン湖沿岸の工業地帯に位置していますが、第一次大戦後の禁酒法の時代には、アル・カポネなどのギャングが闊歩《かっぽ》した町として有名です。最近ミュージカルと映画でヒットした「シカゴ」は、かつてのこの都市の暗黒街を舞台にしています。

ERは、ありとあらゆる患者を受け入れる病院です。ギャングの銃撃戦の被害者が来たかと思えば、母親に虐待《ぎゃくたい》されて死にかけた幼い子供もいます。緊急手術も日常茶飯事です。一般の住民だけでなく、不法滞在の外国人や移民たちも数多く受診します。

ERでは、悲劇はあらゆる場所に転がっています。救急隊が搬送した患者がデッド・オン・アライバル（到着時死亡）であることも、珍しくはありません。ドラマの中の不眠不休で働くスタッフも、あるいはそれを見ている視聴者も、必死の治療によって生命が救われる一瞬に限りない感動を覚えるわけです。

さて、ここにもう一つ、別のERがあります。

ERと呼ぶのは、正確ではないかもしれません。それは救急医療ですが、生命を救うことを本来の業務としているわけではないからです。

そのERの正式な名称は、「精神科救急」です。これは、一般にはあまり聞き慣れない用語です。精神科救急と言われても、ピンとくる方は少ないかもしれません。

このもう一つのERは、人知れずひっそり（こっそり？）と運営されています。ERの舞台となる大病院の救急救命センターのように、テレビのゴールデンタイムのドキュメンタリーで報道されたりすることもありません。ストレッチャーに乗せられた瀕死《ひんし》の患者に対し、処置室に入るなり、白衣や緑色の手術衣を着た大勢の医師たちによって迅速な処置が行なわれたりもしません。治療が成功し、よく助けてくれたと患者や家族から涙ながらに感謝される場面も見られません。

多くの人々は、その存在さえ知らないでしょう。しかし、精神科救急は、世の表面にはなかなか出ないけれども、確実に、しかもけっして少なくない数存在している精神科患者のために、日夜診療を行なっているのです。

二

東京の京王線、八幡山《はちまんやま》の駅前に、都立松沢病院という精神病院があります。新宿から各駅停車に乗って行くと、上北沢《かみきたざわ》の駅を過ぎたあたりから線路は高架線になり、それと同時に左手に深い緑に囲まれた敷地が見えてきます。これが松沢病院です。駅のホームに降り立ち南側を望むと、背の高い木々の間には、灰色のコンクリートの建物が点在しています。初めてこの風景を見る人には、病院の建物には思えません。むしろうち捨てられた古い工場か倉庫のように映るようです。ホームから目に入る病院の敷地の中の人影は疎《まば》らです。時間帯によっては、ほとんど無人のように見えることもあります。

ところが階段を降りて行くと、改札口の周囲は思いのほか賑《にぎ》わいを見せています。この駅は改札を通る人々も、その周囲にたむろする人々も、少々風変わりな人が多いと言えるでしょう。

真夏にもかかわらず、厚いジャンパーを着込み、いくつも手提げ袋を持った老女。色の褪《あ》せたジャケットにジャージという出《い》で立ちに革靴を履いたちぐはぐな格好の中年男。

白衣の看護婦が患者を引率しているのに出会うこともあります。十人あまりの集団はダウン症など精神遅滞の女性患者。ほとんどが六十代以上の高齢で小柄な彼女たちは、幼児用の前掛けをし数人ずつ手を繋《つな》いで、道いっぱいに広がって歩いていたりします。

患者を乗せた警察の車両は、赤堤《あかつつみ》通りに面した正門から松沢病院の敷地に入ってきます。正門を入ると四階建ての本館の前には、がらんとした広場が広がっています。日中なら、本館の入口あたりで入院患者たちが、思い思いの格好でタバコを吸ったりぼんやりと佇《たたず》んでいます。アルコール依存症の患者が、ある時はこっそりある時は堂々と、カップ酒で酒盛りをしている風景に出会うこともあります。

一日中着たきりのトレーナー姿の患者もいますが、めかし込んで派手な色の背広を着ている人もいます。何時間も同じ姿勢でじっと動かない昏迷《こんめい》状態の患者を見ることもあります。異様な光景ですが、彼らは通り過ぎる人々には無関心です。

車はそれから病院の敷地をぐるりと左に回ります。本館の隣には合併症病棟群があり、その一階は、痴呆《ちほう》老人の専門病棟になっています。合併症病棟とは、精神科患者が身体疾患に罹患《りかん》した時その治療を行なう所で、内科、外科など五科七病棟がありま す。どうしてこのような施設が必要かというと、精神科患者に身体的な病気がある場合、受け入れる病院がほとんどないからです。

晴れた日の午後などには痴呆病棟の庭で、ベッドに乗せられたまま、老人患者が褥《じょく》創《そう》の治療のために老いた身体《からだ》を半裸にし日光に照らされていました。治療のためとはいえ、彼らの身体はしっかりと抑制帯でベッドに固定されています。この老人病棟は医療費が安く良心的に運営されているので、都議会議員や役人の口添えによってひっきりなしに彼らの関係者や支持者の家族の入院依頼がありました。

合併症病棟の先には、精神医学研究所があり、そこを右に曲がると、ようやく救急の診察室に到着します。それは、プレハブの掘っ立て小屋に過ぎません。昭和五十年代初めに建てられたままであり、荒廃した雰囲気さえ漂っています。この救急外来の部屋が使用されるのは、平日の夜間と休日です。その正面には、一階が救急病棟、二階がアルコール病棟となっている二階建ての建物があります。

患者は警察官によって、抑制のための灰色のビニール・シートでぐるぐる巻きにされています。まさに簀《す》巻《ま》きの状態です。このごわごわとしたビニール・シートは、人間の体をすっぽりおおえる大きさのものです。自殺者などの遺体の運搬にも、警察はこれを用いています。

患者はシートから顔だけを出しています。簀巻きにされないまでも、手足を抑制帯で雁字搦《がんじがら》めにされていることは珍しくありません。警察官に嚙《か》み付いたり、舌を嚙み切るのを防止するため、さらに厳重に猿ぐつわを嚙まされていることもあります。

興奮の激しい患者であれば、警察官は四、五人同伴してきます。患者もそうですが、警察官もたいてい汗まみれ、泥まみれになっています。そして当然のことながら、診療をする当直医もやはり同じような状態になるわけです。

救急外来の診察室では、あたりにしばしば異様な悪臭が流れています。数か月以上も入浴をしていなかったため、長く伸びた髪の毛がまるで板のように固まってしまった人もいました。またある時、一年近く自室にこもりきりだった女性患者に出会ったこともあります。彼女は排泄《はいせつ》もすべて自室で行ない、ビニール袋に便を溜《た》めていました。彼女の身体中に、糞尿《ふんにょう》の臭《にお》いがこびり付いていました。

警察官とともに患者が到着すると、当直の医師と救急病棟の職員に連絡が入ります。屈強な警察官が五人がかりで相手をした患者でも、救急外来では一人の当直医と一人の看護婦か看護士の二人で診なければなりません。

ある時、警察官が抑制帯を外したとたんに、救急外来から「逃亡」をはかった少年がいました。彼は東大への入学者数ではたいてい全国ベスト三に入る、ある有名私立高校の生徒でした。少年は警察官数人を振り切りましたが、何を思ったのか近くの病棟の二階の踊り場まで駆け上がったかと思うと、そこから突然ダイビングをするかのように飛び降りました。幸い彼は足の骨折だけですみ、一命はとりとめました。

少年の父親は、霞ヶ関のキャリア官僚でした。少年の病気は統合失調症でしたが、母親がなかなか子供の病気を受け入れることができず、薬物療法に対しても不信感が強かったので治療に苦労した記憶があります。結局母親は精神病院は嫌だと言って、ある大学病院に少年を転院させました。

患者たちは、どうしてここまで連れてこられたのでしょうか。最も多いのは、興奮状態に基づく暴力行為が原因の場合です。路上で見ず知らずの人を殴ったとか、あるいは自宅で家族に怪我《けが》をさせたとか、そういう理由が大部分です。

警察官はいったん彼らを「保護」しますが、過去の病歴などから相手が精神科患者であると判断すると、それ以降は患者の扱いを病院に任せてしまいます。精神科患者がらみの事件は、大部分が不起訴となり刑事事件として成立せず、警察官の得点にはなりません。したがって、彼らにとっては、やる気の出ないもののようです。被疑者の過去に精神科治療歴があったり、言動に奇妙な点がみられた場合、警察官は自分たちの担当ではないと判断するわけです。彼らの役割は、患者を病院に移送した時点で終了します。

松沢病院には、夜間の当直医が四名います。千二百人あまりの患者数に対して、この当直医の数が多いと思うか、少ないと思うかは立場によりさまざまでしょう。公立の一般病院ならこの病床数であれば二十から三十名の当直医が必要ですが、精神病院であることを考えると、必ずしも少ない数とはいえません。四名のうち三名は精神科医であり、一名は内科、外科などの各科の医師が交代で当直しています。

松沢病院は巨大な精神病院ですが、中に二百床ほど身体各科の病床があります。前に述べたように、これが「合併症病棟」と呼ばれている病床で、身体疾患を併発した精神疾患患者を治療しています。この病棟では原則として、一般患者の、つまり精神疾患を持たない患者の治療は禁止されています。松沢病院はすべて精神科病床と認定されているので、厳密に言えば精神科患者以外の入院は法律違反になるわけです。

しかし実際には、病床の稼働率《かどうりつ》を上げるため、「マル身《シン》」と呼ばれる一般の患者の受け入れが公然となされていました。この言葉は松沢病院の中だけの隠語ですが、精神疾患を持たない患者をカルテ上「身」という漢字に○印をつけて区別していたことから、こういう名前で呼ばれていました。

精神科の当直三名は、男子当直、女子当直、および救急当直です。男子当直と女子当直はそれぞれ五百床あまりの男子病棟と女子病棟を担当しています。救急当直である私のポケットベルが、あまり心地よくない音色を奏《かな》でたら、すぐ電話連絡をしなければなりません。救急外来の事務受付宛《あ》てにです。

救急外来の診察室の入口には、外来受付の部屋があります。その奥には、やはり狭い寝室があり仮眠をとれるようになっていました。そこにいるのは、アルバイトの男性で、大部分が若い大学生です。彼らは精神病の知識も精神保健の知識もほとんど持っていません。患者が来なければ仕事はまったく無いので、割のよいアルバイトです。

「患者さんが到着しましたので、お願いします」

受付の学生の抑揚のない声を聞いて、私は医局の部屋を出ました。医局のある本館から救急外来まで行くためには、合併症病棟の長い渡り廊下を抜けた後、いったん外の通路に出る必要があります。雨の日には傘をさして興奮患者を診察しに行くわけで、考えてみればこれは滑稽《こっけい》な姿かもしれません。

救急外来の前に、警察の車両が止まっています。たいてい患者は車両から運び出されていて、外来の広い待合室の中で警察官に囲まれて座っているか——この場合は手足を拘束されています——簀巻きにされてストレッチャーに乗せられています。

患者は運ばれて来た時と同様、大声をあげていたり、泣き叫んでいます。逆に全くひと言も発せずに空《くう》に視線をさ迷わせていることも珍しくはありません。これは緊張病症候群と呼ばれる状態で、統合失調症の急性期で見られます。

患者の家族が同伴しているのは、半分くらいでしょうか。こういう事態に慣れた家族の場合は、半分諦《あきら》めたような、ああまたかというような様子をしています。初発の患者や、患者の興奮状態を初めて見た家族の場合は、事態を受け入れられず、呆然《ぼうぜん》と隅で突っ立っているか、落ち着かないでウロウロしていることも少なくありません。時には家族の方が興奮して収拾がつかないこともありました。

私のすることは、まず受診申し込み用紙を読むことです。

それはＢ５判の一枚の紙で、警察官が患者を保護した状況を記載しています。たとえば、次のような簡単な内容です。

「新宿区の路上で興奮し、意味不明のことを叫びながら通行人に殴りかかったので、警察官五人で保護した」

同伴して家族が来ていれば、まず家族の話を聞きます。これまでに病歴のある患者については、家族からの話でおおよその事情が明らかになっていきます。

「これまで、三回ほど精神科に入院したことがあります」

「最近まで調子がよくて作業所にも通っていたのですが、二週間前からクスリを飲まなくなって、再発しました」

「この子は、もうこのままだめになってしまうのですか？　ずっと真面目《まじめ》に仕事に行っていたのに、社会復帰は無理なのでしょうか」

「急にまたおかしな『声』が聞こえてきたようです」

「クスリが身体に良くないというので、飲むのをやめさせました。それがいけなかったのでしょうか」

こういった話を家族がしてくれます。

家族がいなければ、直接患者の話を聞くことになります。この場合、精神保健福祉法という法律に基づいて「緊急鑑定」という制度を用いることになり、当直医である私が鑑定のための診察をし、「緊急措置入院」に該当するかどうか判断を下します。症例によっては警察によりすでに緊急措置の手続きがとられていることもあります。

しかし、実際のところ、家族がいてもいなくても、救急外来の現場では、患者の扱いにそれほど変化はありません。家族がいる場合、法律的に「医療保護入院」という形式になる点が最も大きな相違ですが、実際の医療的処置の内容は変わりません。

患者が椅子《いす》に座れる状態であれば、待合室から診察室に移動して問診をします。その際、興奮する可能性があれば、警察官にも立ち会ってもらうようにしています。先に述べたように、救急外来の医療スタッフは、当直医である私と看護スタッフ一名きりです。二人の人間で興奮した患者を扱うことは、患者が女性でもまず不可能です。したがって診察を終えて注射などの処置をし、患者を救急病棟の保護室に収容するまでは、警察官に同席してもらうことが肝要です。時々、無責任な警察官が患者を置いたまま姿をくらましてしまうことがあり、困った事態になります。もっとも警察官の方は、精神科患者を扱うことは本来の業務ではなく、病院の仕事を仕方なく手伝っているという認識をもっています。荏原《えばら》警察のケースでしたが、母親に伴われた興奮患者を外来まで連れて来て、そのまま置き去りにして帰ってしまったことがありました。

座ることもできない患者は、診察室のベッドに横たえます。しかし、落ち着いてそのまま寝ているかというと、そういうわけにもいきません。拘束を外すとすぐに興奮して起き上がろうとすることもしばしばです。急に険悪な表情になり、立ち向かって来ることもあります。

家族や本人の話、あるいはこれまでの病歴から、患者の診断が統合失調症圏であることがはっきりすれば、当直医である私はまずは一安心です。

これは統合失調症を決して軽んじているわけではありません。というよりは、統合失調症については、治療法がほぼ定式化しており、職員も扱い慣れているからです。投薬に対する反応もだいたい予想できます。ちなみに、精神科救急を受診する患者の約七割前後が、統合失調症圏の患者です。

しかし、問題なのは、単なる精神疾患ではなく、精神症状の背後に脳の器質的な疾患——脳炎や脳腫瘍《しゅよう》、脳血管障害など——あるいは身体的に重症な疾患が隠れている場合です。数は少ないのですが、この場合は早急に治療しなければ、生命にかかわることも起こりえます。

深夜、私が救急当直をしていた時に、都内のある有名な私立のJ医科大学病院から患者の入院依頼がありました。依頼といってもまったく一方通行的なもので、その病院の精神科の当直医が「興奮して手がつけられない」という理由で、警察官に患者の保護を要請し、警察を通じて東京都の夜間診療案内の窓口に、精神科救急への受診を要請したものでした。その結果、警察官がその大学病院に行き、患者を連れて松沢病院を受診したのです。

もちろん、事前の照会も、受診の相談もありませんでした。紹介状もついていませんん。もし相談があれば、受診は認められなかったケースです。

患者は五十代の男性Kさんでした。確かに軽い興奮状態でしたが、椅子に座って話をすることはできました。自分が通常の状態ではなく、落ち着かないことを自覚していました。警察官による拘束も行なわれていませんでした。彼は、興奮と同時に、けいれん発作や失語、半身の不全麻痺《まひ》などの神経学的な症状を伴っていました。同伴した家族の話では、過去に精神科の治療歴はないし、このような症状も今夜急に出現したものであると言います。

三十代以降にけいれん発作が初発する例を、「遅発性てんかん」と総称します。この場合、純粋なてんかんというよりは、脳血管障害や脳腫瘍など脳内の何らかの器質的疾患を考えることは、医学的には常識です（これは、普通に勉強をしている医学生なら、十分に知っているレベルの話です）。

このKさんの例ではけいれん発作の他に、他の神経症状を伴うため、私は器質的な脳疾患を強く疑いました。

彼の血圧、脈拍などのバイタルサイン（生命徴候）は正常でした。興奮状態は意識障害が原因でしたが、昏睡《こんすい》など重症の症状は認めませんでした。おそらく軽い意識障害のために興奮、錯乱がみられる「アメンチア」という状態だったと考えられます。鎮静のために少量の安定剤を与薬した後、Kさんは救急病棟に入院となりました。

ここまでの話を聞いて、脳の器質的疾患を疑った時点で、すぐに検査なり治療なりを始めるべきだったのではないか、そう思うかもしれません。あるいは、精神病院で治療が困難であるのなら、他の救急病院や脳外科病院に転院を依頼すべきだったという意見もあるでしょう。確かに、理想的にはその通りです。

しかし詳細は別に述べますが、おかしなことに、こうしたことは、実際の医療の現場では事実上不可能なのです。患者が警察などによって精神疾患であると「認定」されてしまったり、一般の病院で扱えないほど「興奮」していると判断された場合、通常の医療への窓口は閉ざされてしまうのが、現在の日本の現実です。精神科からの依頼というだけで、ろくに話を聞かずに拒否されることもあります。ここには、精神疾患に対する明らかな拒絶が存在しています。意識が全く無いほど重症でなければ、一般病院では精神科患者を治療してもらえません。

また実際的な問題として、夜間に救命救急への緊急受診が必要になったとしても、患者に付き添いがいない場合は、他の施設での受診は極めて難しいことになります。救急車が搬送を引き受けた場合でも（興奮状態の患者に対しては、搬送を拒絶されることも珍しくありません）、医師や看護スタッフの付き添いを要求されます。が、精神病院のスタッフは少数のため、特に夜間においては何時間も病棟を留守にして受診の同伴をする余裕はありません。

Ｋさんは、翌日松沢病院の脳外科医により脳出血と診断されました。頭部ＣＴ検査では、明らかに出血巣がみられました（松沢病院では夜間のＣＴ検査も、血液検査も当時はできませんでした）。幸いなことに脳出血は軽症でＫさんに手術は必要なく、点滴と薬物による保存的な治療で回復しました。

脳疾患に基づく精神疾患を器質性精神疾患、身体的な病気による精神疾患を症状性精神疾患と呼びます。器質性精神疾患の原因として、脳炎や脳血管障害があげられます。また症状性精神疾患を引き起こすものとして、甲状腺《こうじょうせん》などのホルモン異常やＳＬＥ（全身性エリテマトーデス）などの膠原病《こうげんびょう》がよく知られています。

精神症状が身体疾患によるものである場合、ある意味幸運であったと言えるかもしれません。なぜなら、身体疾患をきちんと治療すれば、精神病の症状も完全に回復する可能性があるからです。しかし、多くの患者のケースではそうはいきません。

患者あるいは家族から情報を得た後、入院治療が必要と判断すれば——精神科救急の九割近くは入院になり、警察官が同伴していた場合は一〇〇パーセントに近い入院率になる――次は入院のための処置が必要となります。

この処置をどう行なうかが、一番難儀するところです。

不安、焦燥、あるいは幻聴などの病的体験のためただでさえ落ち着かない上に、注射などの処置をしようとすると、それだけで不穏になる患者も少なくありません。説明して納得するどころか、ますます大声で騒ぎ始めたりすることもしばしばです。

状態が悪い時は、血圧も測れません。精神医学の教科書には、興奮した患者に対しては、身体的な診察を丁寧にして患者とのラポール（非言語的な信頼関係）を形成するようにと書いてありますが、そううまくはいきません。それは、机上の空論です。

興奮が強くて指示に従えない場合、四、五人で両手両足を押さえ付けることが必要になります。それでも安静が保てないなら、一人が馬乗りになり、患者の胴体が動かないようにします。注射中の呼吸状態を観察したいので、なるべく避けたい方法ですが、やむを得ない場合も少なくありません。

急性期の精神科患者の処置は、さまざまな危険が伴います。患者の体動が激しいため、処置をしている医師や看護スタッフに注射針が刺さる針事故も少なくありません。薬物中毒の患者では、エイズやC型肝炎に感染している可能性も大きく、命がけといってもおかしくありません。

処置中に興奮して、噛《か》み付かれたり、唾《つば》を吐かれたりすることも起こります。私の友人にも、針事故によりＣ型肝炎に罹患《りかん》した医師がいました。私自身も興奮した自閉症患者にハロペリドール（代表的な抗精神病薬で、抗幻覚・妄想作用に加えて、鎮静効果もある）を注射をした直後、患者が激しく動いたため針を自分の手に刺してしまった経験があります。

しかしもっとも問題となるのは、薬物の過量投与による事故です。鎮静に用いる薬物は、通常ベンゾジアゼピン系の安定剤です。大部分、ジアゼパム（商品名はセルシン、ホリゾン）かフルニトラゼパム（同じく、サイレース、ロヒプノール）を使用します。ジアゼパムはいわゆる精神安定剤です。これに対してフルニトラゼパムは、睡眠薬であり注射以外に錠剤もあります。フルニトラゼパムは効果が強力なため、アメリカでは「レイプ・ドラッグ」と呼ばれ、販売が厳しく制限されています。ちなみに年配の医師は、古くからある睡眠薬であるイソミタールなどのバルビツレート系の薬剤を好みます。

これらの薬物は、過量に服用したり患者側の身体的な状態により、呼吸抑制や循環系の虚脱を起こすことがあります。興奮患者に焦《あせ》った医師が大量の安定剤を注射した結果、興奮は収まったものの、心肺停止状態になってしまったという医療事故も起こっています。松沢病院でも何例か死亡事故がありました。注射をしてからしばらく経過して保護室内で死亡したため、裁判で係争中の例もあります。

したがって、興奮患者に対する注射は非常にゆっくり行なう必要があります。とはいっても患者を抑制している職員は早くなんとかして欲しいという顔をしていますし、周囲にいる警察官たちも帰りたそうにしています。そのため、医師の注射の速度もつい早くなってしまいがちです。

私も注射により患者の呼吸を止めかけたことがあります。それは、精神発達遅滞の二十代の患者でした。彼は入所していた施設の中で興奮状態となり、精神科救急を受診しました。松沢病院に着いてからは穏やかで、診察や処置にも拒否的なところはありませんでした。

私が注射したのは、ジアゼパム二十ミリグラムです。それは多い量ではありませんでした。しかし、注射後数分して彼の呼吸は急に不安定となり、しゃっくりと喘息《ぜんそく》の発作のような呼吸困難が出現したのです。彼の体を横向きにして舌根沈下を防止し、呼吸促進剤を注射すると間もなく呼吸は改善しましたが、私の体は冷や汗でびっしょりになったことを記憶しています。

松沢病院では、興奮患者を入眠させるために、ジアゼパムが最も頻繁に使用されていました。ジアゼパムは、不安感の強い神経症やてんかん発作に対しても、用いることがしばしばあります。その場合は五ミリから十ミリグラム程度の量ですが、鎮静のためには、三十ミリ、四十ミリと投与することもありました。私は最大八十ミリまで静脈注射されたケースを見たことがあります。

注射が奏効して患者が入眠すると、まず血圧と脈拍をチェックします。バイタルサインが安定しているなら、患者の身体《からだ》を診察台からストレッチャーに移します。この後は、当直医と看護の夜勤者でストレッチャーを病棟まで運びます。そして患者を保護室に移してとりあえずの仕事は終了します。

三

こうした精神科救急が、東京都では現在四か所の都立病院（豊島、府中、墨東、松沢）で行なわれています。松沢病院以外はＩＣＵ（集中治療室）も併設された総合病院なので、身体的疾患にもある程度対応できる体制がとられています。また最近では松沢病院においても、夜間の緊急検査が可能になりました。ただし、検査技師は当直していないので、採血から検査機器のセッティングまで、すべて当直医が行なう必要があります。

しかし、全国どこにいってもこうした精神科救急のシステムがあるかというと必ずしもそうではありません。たとえば、埼玉県では県立の精神科医療センターがあるにもかかわらず、精神科救急は行なわれていません。神奈川県では、県立病院を中心とした精神科救急のシステムは存在していますが、夜間は十時までしか受け付けません。さらに症例としては「緊急鑑定」のケース（警察官が患者を保護し、家族の同伴がない例）しか受診を認めていません。つまり神奈川県では、精神疾患の症状が悪化した場合、夜十時までに警察官を同伴して病院に行かないと、診療してもらうことが不可能なのです。

一見すると形式的には制度が整っている東京都でも、あるいは精神科救急が十分整備されていない他府県でも、救急患者の受け入れ病院がないため、行き場のない精神科患者の扱いで困ることが起こっています。

もっともこの問題は、地方では都市部ほど深刻ではありません。地方では患者そのものの実数が少なく、精神科救急の件数は、東京、大阪が飛びぬけて多くなっているからです。

日中の精神科救急とも言える制度に、措置入院があります。これは元来行政的な強制入院の制度で、警察官が保護した患者を精神病院への入院のルートに乗せるものです。興奮の激しい精神科患者に対して、日中はこの措置入院の制度が、夜間・休日は精神科救急が対応しているというのが、わが国の現状です。

措置入院という言葉を、多くの方は耳にしたことがあるでしょう。これは昨今、犯罪事件がらみでしばしばマスコミ報道に登場しています。この制度は、精神保健福祉法という法律で規定されています。具体的には、措置入院は「自らを傷つけたり、他人に害を及ぼす」（これを「自傷他害」と呼ぶ）可能性の大きい精神障害者を、公的な権力によって精神病院に強制入院させる制度です。

この措置入院の件数を都道府県別に比較すると、東京都は全国の三割近くを占めています。緊急措置入院と措置入院で異なっている点は、前者が夜間・休日の制度で診察する医師が一人であるのに対し、後者は日中、医師が二名で行なう点です。

対象となる患者は、精神症状が激しいため警察官に保護され、家族などの付き添いが出来ないケースです。ただし一部の措置入院は、警察に連行され取調べを受けてから精神疾患が判明したケースや、起訴中や受刑後に措置入院の扱いとなる例も含んでいます。これらに関しては、殺人などの重大な犯罪を犯したケースを数多く含んでおり、「触法精神障害者」をいかに扱うべきかという問題と関連してきますので、別に述べます。

ところでこれまで述べたように、東京、あるいは大都市に精神科救急患者が集中しているのはどうしてでしょうか。

一つには、都市には単身生活者が多く、多少の症状があっても周囲に家族などがいないため、軽症の段階で医療機関に受診させることが難しい場合が多いからでしょう。顕在的な発症状態では、すでに救急の必要を生じているのです。

また精神病患者、とくに統合失調症患者は、しばしば唐突に無目的な旅に出発することがあります。これを「病的な旅」と呼びますが、彼らは、たいてい都会に向かいます。都会の喧騒《けんそう》と無関心は、こうした患者にとって快い空間なのかもしれません。極端な例では、患者が「病的な旅」によって海外まで行ってしまった上にそこで症状が悪化し、家族が医師を同伴して迎えに行くというケースもありました。このような場合、家族は膨大な負担を強いられます。

年末年始など、長い休日の期間においては、私立の病院が休診のため、ますます公的な精神科救急への依存度が高くなります。結果として、病院の保護室が満床になってしまうことも少なくありません。

精神科救急における刑事的、司法的な側面との関係について疑問を持つ方もいるでしょう。

四

無関係の通行人を殴って警察に現行犯で逮捕されたのに、病院に入院させてそれで終わりなのか？　違法な薬物を明らかに使用しているのに、精神症状を治療するだけで、その後警察は関与しないのか？

結論から言えば、日本において、警察、裁判所などの司法組織は、基本的に精神科患者にはなるべく関わらないというスタンスを持っています。

私が以前、私立の大学病院に勤務していた時のことです。ある若い統合失調症の男性が無理心中を図り、母親を殴打《おうだ》した後、自分の手首を切断して救急車で運ばれて来ました。母親は意識不明の重態でした。加害者の男性も一時は出血性ショックで重症でしたが、その後容態は持ち直しました。いくら被害者が母親とはいえ、これは明らかな殺人未遂事件です。

精神科の主治医は、本人の病状が改善すれば当然事情聴取があるものと思い、警察に連絡しました。ところが、「被害者が死んで殺人事件になれば捜査するが、今のままなら警察は取り調べはしない。退院でも転院でも自由にしてもらってかまわない」というのが、警察の答えでした。

警察としては、精神障害者をいくら取り調べても、最終的には刑事事件にならず、精神病院に収容することになるため、取り調べ自体意味がないと考えているのです。

次の例は、私が精神科救急で診察したケースです。患者はまだ十代の薬物乱用者でした。有機溶剤を吸引し、路上で興奮しているところを通報され警察が拘束しました。警察署では、ますます興奮がひどくなり大暴れの状態だったそうです。

しかし、救急の診察室に連れてこられた時、彼はすでに平静な状態に回復していました。警察が彼を保護したのは夕方の五時ごろで、救急外来を受診したのは、十時近くになっていました。シンナーなどの有機溶剤の急性中毒は、アルコールと類似した酩酊《めいてい》作用が生じることがあります。そしてまた、アルコールと同様に、薬物が身体から排出されれば、元の状態に回復し「正常」に戻るわけです。この少年の場合がそれに当てはまりました。受診時には、数時間前に激しく興奮した痕跡《こんせき》は存在せず、態度も非常に穏やかでした。

付き添いの警察官は、あくまで入院させることを私に強く求めました。しかし、私はそれを断固として認めませんでした。

というのは、この少年は入院を拒否していたからです。精神医学的には、急性期の精神症状はすでに消退し、入院の適応はありませんでした。少なくとも、本人の同意が無いのに強制入院を行なう根拠はみられません。精神症状が存在しない場合、患者本人が入院を希望しない以上、精神科への入院はできません。

強制的に入院させた場合は、むしろ医師の側の責任を問われる事態になることもあります。すなわち患者側から不当入院であると訴えられることも起こります。

後に述べますが、精神病に罹患する精神科医は少なくありません。ある時私は、妄想型の統合失調症を発症した精神科の女医を入院させたことがあります。彼女は警察官に連れられ、夜間の精神科救急を受診しました。身長百五十センチメートルくらいの小柄で地味な服装の女性でしたが、周囲を圧倒する迫力で自分を拘束する不当さを声高に訴えていました。その後入院の手順にもミスがあり、病棟に入院してからも病院を訴えると言って彼女に盛んに詰め寄られました。ちなみに、この女医は都の保健所で予防課長として勤務をしていましたが、妄想が高じて都知事の部屋に談判に行ったところを保護されたというのが入院の経緯でした。

シンナー少年に関しては、警察官と押し問答の末、入院は見送られました。それでこの患者はこれからどうなるのかと私が警察官に尋ねたところ、「もうこれでおしまいだ、何もすることはない」と、彼は答えました。後はもう警察としては、いっさいかかわらないということです。私は釈然としない思いを感じました。

現実には、事件の多くはこういう手順で話が進みます。警察がいったん「精神障害者」と認定すると、その後の扱いは病院任せになり、病院が治療の必要はないといっても、再び警察が扱うことにはなりません。精神障害かどうか決定するのは精神科医であるべきですが、実際は警察官が患者の選別をしているわけです。

もっとも、このような警察の姿勢は、今後多少は変化していくことが予想されます。二〇〇三年七月に成立した「心神喪失者医療観察法」は、司法当局と医療機関の協力を唱えているからです。とはいっても、それはまだ遠い先のことになると思います。法律が制定されても、必要な施設や人員が確保されるまでには非常に時間がかかるでしょうし、現場の意識もなかなか変化しないと考えられるからです。それまでは、警察と病院の押し付け合いが相変わらず続くことでしょう。

精神科救急の業務は、ストレスの大きいものでした。

私自身は松沢病院に八年あまり勤務していました。救急当直は最低月一回は回ってきたので、通算すると百回以上救急当直に当たったことになります。その大部分で、少なくとも一晩に一人は入院のケースを扱いました。したがって、私は百人以上の精神科患者を救急当直の際に入院させた計算となります。

また男子当直や女子当直でも夜間の入院はしばしばあり（この場合は松沢病院に通院中の患者が対象となります。ちなみに、当時の当直の回数は男子当直と女子当直を含めて、月に三〜四回でした）、他の都立病院でも救急当直をしばらくしていたので、通算するとおよそ二百〜三百例あまり、夜間の入院に携わりました。

しかしこれだけの数をこなしても、私は精神科救急の患者の扱いに熟達したとか、十分落ち着いて対処できるようになったという感覚は持てませんでした。これは私が医師として未熟であったという面も大きいのでしょうが、別の要素も重要であると思います。

まず受診する相手の「正体」がよくわからないことが、第一にあげられます。精神科救急の患者は自分から症状を語ることはほとんどありません。まったく無言であることも珍しくはありません。家族の話も聞けない場合もあり、診断の見当をつけることさえ困難だったりもします。未知の疾患という可能性もあります。また精神疾患の場合は、身体疾患のように、ある程度検査を進めれば見通しがつくわけでもありません。脳のＭＲＩ（核磁気共鳴画像）や、血液検査をしても、明らかな病気の診断ができることはほとんどないのです。

精神科救急においては、そうした状態の患者を、相手が嫌がっても強制的に、半ば騙《だま》すようにして注射し入眠させ保護室に収容することが求められています。こうした処置は、治療の導入のためやむを得ないものですが、やはり人間味を欠いたやり方であると批判されるのもわかります。当時の精神科救急は、行政が主体の医療でした。このため管理的側面が優先されました。たとえば、病状がどのようなものでも、入院当日は保護室に収容するのが原則で、薬物も過量と考えられるほど投与されていたのです。

当初多くの患者はこうした扱いに不満を訴えます。言葉だけでなく激昂《げきこう》し殴りかかってきたりもします。が、たいていは少し落ち着いてくると、必要な処置であったことと認めてくれるようです。

精神科救急に関しては、ここで述べた以外にも多くの問題が存在しています。それについては、章を改めて述べることにしましょう。

第二章

foreigners in psychiatric emergency

精神科救急の外国人

一

前章で精神科救急の様子をスケッチ的に述べました。ここではもう少し制度的な面について、補足をしておきます。

東京都では、保健医療情報センターという機関による夜間休日の医療機関案内サービス（通称「ひまわり」）を開設しています。ここでは精神科に限らず、さまざまな診療科に関する案内を行なっていますが、精神科関連の問い合わせの数は非常に多く、全件の半分近くを占めています。

「ひまわり」という名称は、センターの開設当時「都民に親しみやすい名称をつける」ことがはやっていたため、このように名付けられました。余談ですが、東京都の組織には、他にもそうしたなごりが残っています。「健康生きがい部長」というポストがあったり、「おとしより保健福祉センター」などという名称の施設があったりします。

精神科救急を受診するためには、この「ひまわり」の許可を得ることが必要です。少なくとも、そういう建前にはなっています。現実には許可なく受診する例もありますが、その場合の扱いは当直医次第となります。

こうした制限を設ける理由は、精神科受診の依頼が殺到し機能停止に陥ってしまうことを避けるためであると説明されています。「ひまわり」は、受診依頼の中から重症例をピックアップするという作業を行なっているというわけです。こういうと聞こえはいいのですが、実際のところは問題とされない範囲で、できるだけ多くの受診を断っているのが実情です。現在の東京都の精神科救急は、警察官が患者を保護して受診を申請したケース（これを警察官通報と呼ぶ＝前章参照）しか、原則として受診許可が得られていません。そして「ひまわり」で断られたケースが受診できる別の精神科病院は、ほとんど存在していないのです（東京都では二〇〇二年に新たに精神科救急医療センターを設置し、補助金を与えることで民間病院の協力を促していますが、実際の状況はあまり変化していません）。

このような患者の選別は、行政の横暴と言えます。患者を放置し、病状が悪化して警察官通報されるまで治療はしないと言っているわけです。

一般の救急においても、救急患者のたらい回しと、それによる死亡事故は頻繁に生じています。近年でも東京都の管轄《かんかつ》する第三セクターの東部地域病院において、救急外来に数時間放置されていた小児が死亡するという事件が発生しました。表面に出ることは少ないのですが、精神科救急でも同様の事態が起きています。

これは急性錯乱状態になった二十代の女性のケースです。彼女は突然何の誘因もなく、夜間激しく興奮し始めました。慌《あわ》てて家族は「ひまわり」に電話し、精神科救急への受診を希望しましたが、断られました。家族はある国立病院と私立の精神病院に患者を連れて行きました。しかしどちらの病院においても、自分のところでは無理と治療を断られてしまいました。結局二日後の夜間に「ひまわり」の承諾を得ずに直接受診をし、彼女は松沢病院に入院しました。

診断はウイルス性脳炎による精神運動興奮でした。明らかに手遅れでした。入院四日後、意識が回復しないまま、患者は死亡しました。

警察官が保護したケースには、前章で見たように、直ちに治療することが望ましいものも多数含まれています。しかし、警察官が保護するかどうかは、患者の重症度とは必ずしもリンクしません。家族など患者の引き取り手がいる場合は、重症であっても保護しない傾向が強いようです。いくら頼んでも警察が来てくれないという家族の話はよく聞きます。したがって、警察官通報以外のケースが、医学的に重症でないとは言えません。

逆に、警察官が保護した患者について考えると、患者はすでに警察署に拘束されているわけですから、その中の軽症例においては、警察の顧問医が当座の処置を行なえば、精神科救急を利用しなくても十分対処できると考えられます。

英国などにおいては、むしろこういうやり方が一般的です。数日、長い時は数週間患者を拘置所で観察している中で、司法的な問題を明確にし、患者の情報を集めることも可能となります。治療を要する患者を、長く警察に留置しておくことに批判があるのも事実ですが、警察官が保護したケースに関しては、少なくとも翌日の日中に病院を受診するようにすれば、一般の患者が夜間の精神科救急を受診しやすくなります。

「ひまわり」自体の問題も存在します。「ひまわり」の担当者は医師ではないし、精神保健の専門家でもありません。大部分が定年退職した保健所の事務職員です。彼らは精神科に関して通り一遍の知識はありますが、救急受診の緊急性を判断する能力はありません。もっとも、電話だけでその点を判断するのは、専門医にとっても困難な場合が少なくないのも事実です。

したがって、「ひまわり」の職員が、外的な基準、すなわち警察官からの通報かどうかという点に受診許可の判断基準を置いているのも、現状では仕方がないことかもしれません。しかし受診希望者はすべて診療し、必要なら入院もさせることが、救急医療の本来の姿です。

さて、精神科救急の外来に患者が到着して、その後処置をして保護室に入院するまでの話は前に述べました。この後の扱いが、松沢病院と他の都立の三病院では異なっています。

松沢病院は千床以上の病床がある巨大な精神病院であり、その中に救急患者を受け入れる救急病棟を持っています。これに対して他の病院は総合病院であり、精神科病棟は三十床ほどにすぎません。

救急患者の入院数は、年間各病院で四百から六百件余りあるため、毎日救急患者を受け入れていると、あっという間に病棟はパンクしてしまいます。特に興奮の激しい患者を収容する保護室や個室は、まったく部屋を空けられないことになり、新しい患者に対応できなくなります。

保護室は各病院とも四床で、原則として一晩の入院数は四人までということに決められています。夕方の時点で保護室を空にしておくことが病院側の義務ですが、実際にはいろいろな理由をつけて、保護室を使用していることは少なくありません。したがって、実際に入院できる数は四名より少なくなってしまいます。

東京都はこれまで、夜間精神科救急に入院した患者を、その翌朝に他の民間の精神病院に転院させることを行なってきました。これを後方転送と呼んでいます。

後方転送のためには、都の精神保健課の職員やアルバイトが患者に付き添い、重症ならば精神保健課の救急車で、軽症ならタクシーで受け入れ先の民間精神病院まで移動します。この転送の仕事が精神保健課職員の業務の大半を占めています。受け入れ先の民間精神病院は、八王子市など大部分が郊外の三多摩地区にあり、移動にたいへんな時間がかかります。

この後方転送において使用できる救急車は、精神保健課が所有する一台のみで、消防署の救急車は使用できません。消防署の救急車は、興奮した患者を移送できないことが法令によって決められているからです。もっとも救急隊に要請があった時点で患者が落ち着いた状態である場合や、身体的に重症で意識がない場合などは、搬送してくれることもないとはいえません。

入院中は穏やかだったのにもかかわらず、後方転送に際して移動中に急に興奮し出す患者もみられます。転院先の病院に到着した後、付き添いの職員が手続きをしている間に、患者が逃げ出したこともありました。逆に、移動前に鎮静剤の注射を過量に投与したため、クスリが効き過ぎて途中で呼吸状態が悪くなるようなことも起こっています。

松沢病院以外の病院では、大部分の患者を転院させています。松沢病院でも、時期にもよりますが、二、三割の患者は後方転送を行なっていました。精神保健課ではこの救急患者の後方転送の他に、措置入院の患者の移送も行なっています。措置入院の診断を行なう鑑定所は、東京では上野と梅丘《うめがおか》の二か所にあります。精神保健課の正規の職員は六名あまりですが、移送の業務のために、民間の看護士を非常勤職員として多数雇っています。彼らは四か所の都立病院と鑑定所から、多摩地区にある精神病院に患者を移動させる業務に終日あけくれているのです。

二

なぜこのように、精神科救急が「繁盛《はんじょう》」するのでしょうか。わが国には、全国で約三十六万床の精神科の病床があります。これは途方もない数です。日本の全診療科のベッド数の二割以上は精神科のベッドということです。他の先進国と比較しても、人口に対する精神科の病床数では、わが国はトップクラスにあります。

日本では、このように多くの病床があるにもかかわらず、特に都市部においては、入院できる病院が非常に少ないのが現状です。この理由として、一つには精神科の病床が都会に少なく郊外に多いということがあげられます。しかし最も重要な要因は何かというと、それは精神科の病院が入院を断ることです。不思議な話ですが、病院に空きベッドがあっても、入院を断られることはしばしばあります。

あるとき、こんなケースがありました。患者は二十代前半の大学院生。ある有名な女子大理学部の研究室にいる才女でした。彼女はそううつ病のためそれまで数年間治療を続けていました。しばらく安定した状態が続きましたが、研究の行き詰まりと恋人との別離をきっかけとして、急速にうつ状態が悪化しました。ある土曜日の午後、私が非常勤で勤務していたクリニックで彼女に会いました。

「もう何もかも行き詰まって駄目なんです。このまま、死んでしまいたい」

彼女は感情的にならず淡々と語りましたが、その話し振りは真剣でした。同伴した母親は、部屋で包丁を持ってじっと座っているところをようやく連れてきたと言います。私は自殺を防ぐためには、入院が必要と判断し、本人と母親に了解を得ました。もっともクリニックには病床はないので、入院先を見つける必要がありました。

しかし、病院探しは簡単にはいきませんでした。一軒目の病院には満床ですと簡単に断られ、二軒目の病院に問い合わせをすると、病床は空きがあると言います。病状について、本人はそううつ病のうつ状態で、希死念慮（自殺したいという考え）もみられるが自殺企図には及んでいないことを話しました。相手側は、紹介状をファックスで送ってほしい、それから医者と相談すると言っていったん電話は切れました。ファックスの二十分後にかかってきたのは断りの電話でした。自殺の可能性のある患者は大部屋では受け入れられない、現在個室は満床なので入院はできない、それが拒否の理由でした。結局その患者は、夕方五時近くになって知人が院長をしている病院に懇願して、何とか入院することができました。

　精神科の入院の大部分は救急入院だと言う医師もいます。他科のように、入院予約をしてベッドが空くのを待つというようなことはなかなか困難です。精神科においては「行儀のよい患者」は必ずしも多くありません。これも症状なのですが、軽症であってもパニック状態になってしまうと、一晩乗り切って翌日の外来に行こうとは、なかなか思ってもらえません。病院の当直医をしていると、夕方や夜間にこれから何とか診てくれと執拗《しつよう》に粘られることもよくあります。患者や家族の話から症状は軽いとわかっても、次の日まで待つように説得することは難しいものです。

たとえば眠れないという訴えを持っている人がいるとします。電話で、手元にある追加の睡眠剤を一錠飲むように指示します。すると一時間あまりして、また同じ患者から電話があり、クスリを飲んでもやはり眠れないと訴える。こういうやり取りが、一晩中続くこともあります。

困ったことにほとんどの精神科の病院は、職員が多くはありません。なぜなら医療法によって、患者数に対する医師の数は他科のわずか三分の一でよいということになっていますし、看護職員の数も同様です。したがって、職員の少ない夜勤帯の時間に入院があった場合、特にそれが重症例であった場合、とても対応できないという話になってしまいます。

また日中においても同じ理由で、衝動行為がみられたり、自殺企図があるような症状の重い患者や、何かと手のかかる患者（この後述べる外国人患者など）は敬遠されてしまうのが現実です。重症の患者が入院したら、他の業務に手が回らないという看護スタッフの理屈は確かにその通りです。多くの精神科の病院では、このような理由のために、おかしな話ですが、重症で早急な治療が必要なケースほど簡単には入院することができません。人員や設備が整っている大学病院でも、話は同じです。大学病院によっては、興奮状態にある患者は決して入院させないという所も少なくありません。

以前、精神科クリニックのM医師から、私の勤務していた病院に夕方の五時前に入院依頼がありました。一時間ほど前に救急隊から連絡があり、ある五十代の女性を診察したというのです。女性は統合失調症で、それまでは他の病院で診療を受け安定している状態でした。ところが、同居している母親が二日前に入院し不在となったため、その後パニック状態で一睡もできなくなり、自ら救急車を呼んだと言います。

M医師はいくつかの病院にあたりましたが、当時通院中の病院も含めて、いずれも入院に関してはけんもほろろの対応だったということでした。救急隊は患者をクリニックに置いて帰ってしまっていました。

ここで救急隊と警察官の業務の違いについて簡単に述べておきましょう。救急隊は一一九番によって出動の要請があれば、必ず要請者のもとに出向き病院まで搬送する義務があります。明らかに救急車の必要がないように思える場合でも、断ることはできません。

ただし、前にも述べたように、患者が興奮状態にある場合はこれを拒否することになっています。この場合、警察官の出番になるわけです。救急隊は病気を持った「患者」の搬送を行なうのに対し、警察官は「異常な挙動その他周囲の事情から判断して、精神障害のために自身を傷つけ又は他人に害を及ぼすおそれがあると認められる者」（精神保健福祉法　第二四条）を扱うのが職務であるからです。

さらに付け加えると、最近では警察官でさえこの搬送業務を拒否する場面がしばしばみられています。かつては精神病院の医師が、数人の看護士を連れて自宅にいる患者を入院させるために往診することがよくありました。しかし現在では人権侵害であるという批判が強く、ほとんどの病院が止《や》めています。このため困り果てた家族が、民間の搬送業者に依頼することも少なくありません。

いずれにしろ救急隊の役目は病院に患者を搬送することであり、病院が受付をした時点ですべての「責任」は病院に移ることになるわけです。

精神科以外の身体疾患でも、入院先探しに手間取ることはしばしばあります。しかし、夕方とはいえ、まだ日が明るいうちから入院を引き受ける病院がみつからないというのは、精神科以外ではまずありません。一般の救急病院は、かなりの数存在するからです。

こういう事態が起こるため、外来で救急患者の受診を引き受けるのは、特に夜間においては勇気のいることになってしまいます。つまり、救急隊からの依頼を受けることは、単に外来で患者の診察をするだけでなく、その後の入院先の手配までいっさいを背負い込む義務が生じるからです。もちろん入院の必要性が無いこともありますが、その覚悟はしておく必要があります。

このあたりの事情は良く心得ているので、救急隊も巧妙です。救急隊は通報があれば、患者の元に出動する義務があります。先に述べたように、患者が興奮状態にあれば救急隊は搬送を断りますが、精神状態が外面的に安定している場合は、受け入れ先の病院を探し、搬送することになります。

夜間に当直をしている時、救急隊からの連絡に対して現在満床で入院は無理だと伝えると、診察するだけでもいいからと食いさがられることは少なくありません。気の弱い医師やあまり経験のない医師、または人の良いM医師のような人は、ああそれならといって引き受けて、後で入院先探しにたいへんな思いをすることになるわけです。

救急隊は患者の搬送が仕事であり、当面の受け入れ先の病院に患者を届けると、警察官同様帰ってしまいます。診察して入院がどうしても必要となっても、その後の受け入れ先は探してはくれません。とはいっても、そこまで救急隊に求めるのは酷でしょう。実際、精神科患者の入院先を見つけることは、私たち医師が行なっても、救急隊が行なっても困難さに変わりはありません。これはもはやシステムの問題と言うべきです。

このM医師の患者は、幸い興奮はほとんど見られず、開放病棟しかない私の勤務していた病院に入院することができました。もっとも、時間外の入院なので、婦長にはあれこれ文句を言われ、当直医と夜勤の看護職員にも「お願い」にあがらなければなりませんでした。

前述したように、東京都においては、夕方以降に精神科患者が入院可能な病院はさらに絞られ、現実的には夜間の精神科救急を行なっている都立病院だけになります。前に述べた「ひまわり」がその窓口になりますが、「ひまわり」は警察官通報以外は受け付けていません。

これが首都東京の精神科医療の実態です。

三

さて、私が松沢病院の救急病棟を担当していたのは、時期的にはバブル経済の末期でした。都立病院の医師にとっては、バブルの恩恵もその後のリバウンドも関係ありませんでしたが、精神科の医療、とくに救急医療については、この時期、大きな変化がみられました。

それは、外国人患者の著明な増加でした。

年間一桁《けた》であった松沢病院の外国人の入院患者は、八〇年代後半から急増し、九〇年においては五十名に及びました。その後バブルが去り、長い不況が訪れましたが、多少の減少は見られたものの現在までほぼ同様の数を維持しています。

バブル前の外国人症例は、ほとんどが欧米人で、正式な在留許可があるか、旅行中でも身元が確かである患者が大部分でした。したがって、言語的なコミュニケーションという点で困難な面はありましたが、医学的な事情以外で治療に難儀をきたすケースは多くはありませんでした。

また外国人患者の発症の原因としては、文化摩擦やそれによる不適応という、今から思えば牧歌的な視点から論じられることが多かったようです（軽症例の一部にはそういうケースもありましたが、実際のところは来日前から病気だった例や、どこに住んでいても発病したと考えられる例がほとんどだった）。彼らはたいてい治療費を持っており、日本まで迎えに来る家族もありました。また、母国の大使館が十分なケアを行なっていました。

しかし、バブルとともに様相は一変しました。外国人、とくに多数のアジア人労働者の入国は、同時に多くの外国人の精神障害者を日本に迎える結果となりました。そしてその中の重症患者を受け入れたのが、松沢病院でした。

救急病棟の朝の回診のとき、保護室の中で、彼は私たちスタッフに取り囲まれていました。名前も身元もわかりません。カルテの氏名の欄には、「姓名不詳」と記されています。黒人ですが、国籍も定かではありません。彼は一言も言葉を発しませんでした。日本語ができる様子もみられません。

前の晩、都内の工場地帯で奇声をあげているところを、警察官が保護したということです。明らかに外国人だったので、入国管理局（入管）からも職員が呼ばれましたが、興奮が激しく治療が必要との判断で夜間に松沢病院の救急外来を受診し入院となりました。

彼に所持品は全くありませんでした。入院時には汗と尿の匂《にお》いがしみついた、汚れた衣類を身に付けていただけです。

彼は急に立ち上がろうとしました。その気配を察して、二、三人の看護士が後ろから身体《からだ》を押さえました。それがかえってよくなかったのかもしれません。「姓名不詳」氏は看護士たちから逃れようと力を入れ、言葉にならない喚《わめ》き声をあげました。

二年目の研修医が、彼の主治医でした。朝の回診では、毎日医師と看護スタッフ全員が患者を順番に診て回っていました。保護室では患者の状態を観察して、安定しているようなら、一般室に移していました。ただ彼の場合はとても無理な様子でした。

「眠らせよう」

私は、隣にいた若い主治医にささやきました。

「何を、注射しますか」

「ホリゾンを三アンプルつめて」

保護室の外にいる看護職員に指示を出しました。間もなく薬物を入れた注射器を持って、看護婦が戻ってきます。

数人の看護士が、患者を押し倒しました。主治医は患者の腕に駆血帯《くけつたい》を巻きます。患者は必死になって抵抗します。しかし、五人がかりで抑えているので、身動きはできません。一人が馬乗りになり皆で肩と腕と手首を抑え、ようやく静脈注射が終わると、やがて薬物が効果を現わし、静かな寝息が聞こえてきました。

「バイタルを測って。セレネース二アンプル、LP一アンプル、ピレチア一アンプルを筋注（注＝筋肉注射のこと）」

セレネースとLP（レボメプロマジン）とは、ともに抗精神病薬（神経遮断薬）で統合失調症の治療薬です。興奮状態を鎮静させるため、使用頻度の高い薬物です。ピレチアは抗精神病薬の副作用止めの薬剤です。

前章で述べたホリゾンのような、ベンゾジアゼピン系の薬剤だけでは、患者を眠らせることはできますが症状の改善には結びつきません。そのためには抗精神病薬を併用することが必要になります。しかし、入院したばかりの患者の場合、必ずしも素直に服薬するとは限りません。むしろ、大部分はクスリを飲もうとしないため、注射薬が重要な手段になります。

しかし、二日経《た》ち、三日経っても、この「姓名不詳」氏の興奮はなかなか収まりませんでした。いつまでも、注射ばかりしているわけにもいきません。水分はいくらか摂《と》ってはいましたが、食事はほとんど拒否していました。体力はありそうに見えても、これでは身体がもちません。点滴や胃チューブにより栄養分を強制的に補給させる手段も考えられなくはないのですが、点滴を腕の血管に刺してもおそらく患者自らが抜いてしまうでしょう。

そこで私たちは、「姓名不詳」氏に電気ショック療法を行なうことにしました。入院当日からこの治療は考えていましたが、本人に関する情報が少なかったので、先延ばしにしていたのです。薬物が奏効するのではないかという淡い期待もありました。しかし結局、それは完全に裏切られました。

電気ショック療法といっても、一般の方にはなじみはないでしょう。簡単に言うと、脳に強い電流を流して、てんかんで見られるようなけいれん発作を引き起こす治療法です。かつて、薬物療法が開発される以前は、電気ショックは精神科における代表的な治療方法で、多くの患者に対して行なわれていました。

これは、興奮状態に対して非常に有効です。作用機序（効果をもたらす医学的なメカニズム）自体は現在でも不明であるにもかかわらず、激しい精神運動興奮状態が数回の電気ショックの施行によって、劇的に改善することがしばしばあります。現在では主としてうつ病の自殺念慮に用いることが多いのですが、薬物療法が登場する以前の時代のように、興奮した統合失調症患者に施す場合も珍しいことではありません。最近では麻酔医の管理の下で電気ショックを行なう「無けいれん法」が推奨されています（無けいれん法では筋弛《しかん》緩薬を事前に投与するためにけいれんが生じない。圧迫骨折などの副作用を防止する効果がある）。

しかし多くの精神病院では、未《いま》だに昔ながらの方法が用いられています。もっとも、筋弛緩薬を使用しない「有けいれん法」も、一見すると残酷のようですが、決して危険な治療法ではありません。

この外国人のケースでは、四日連続して電気ショックをかけ、その後に十分な量の点滴を行なうようにしたところ、以後、「姓名不詳」氏の精神状態は、急速に改善しました。

やがて入管の調査で、彼は「フランボウ」という名のアフリカ人であることがわかりました。ケースワーカーが大使館に連絡した結果、母国での居住地も判明しました。そこはかつてのイギリス領で、また彼が英語はある程度理解できることもわかったのです。入院して十日あまりの後、大使館の職員が来院しました。

フランボウ君は、正規の在留資格を持っていませんでした。彼が香港《ホンコン》で偽《にせ》のパスポートを購入し日本に来たのは、入院する二か月前のことでした。香港から船で神戸へ上陸し、いったん東京のいわゆる「外人ハウス」に滞在しましたが、そこで情報を仕入れ奈良県にある靴下工場に働きに行きました。しかし、入院の三日前、彼は突然上京したのです。フランボウ君の来日は、「病的な旅」だったのかもしれません。

フランボウ君は不法滞在者でした。症状が回復すれば入管の収容所に収容され、強制帰国させられる運命にありました。しかし、ことはなかなかスムーズにはいきませんでした。

まず金銭的な問題です。それこそ一銭の所持金もない、もちろん健康保険もないような外国人が、日本で医療を受けるにはどうしたらよいのでしょうか。治療費をとれないことを承知で、引き受ける病院はありません。公立病院の精神科でも、それは同じことです。

精神科においてこのような外国人患者が、治療費を支払わないですむ最も簡単な方法は、措置入院患者となることです。

そうすれば、医療費は患者自らが負担する必要はありません。費用は、国と都道府県の負担になります。したがって、健康保険を持たない外国人患者をなるべく措置入院の扱いにすることは、精神医療の現場ではよくあることでした。実は、現在も状況は変わりません。措置入院としておけば、確実に医療費は病院に入るからです。

かつて精神病院ではこの「措置入院」が乱用された時期がありました。これが「経済措置」と呼ばれるものです。医療費の支払い能力が十分にない患者に対して、精神症状は改善されているにもかかわらず措置入院を長く継続していたわけです。この場合、措置入院中であるにもかかわらず、自由に外出したり自宅に外泊したりということが公然と許可されていました。

元来、日本という国は、江戸時代の鎖国の影響がまだ残っているのか、よそ者には冷たい面が少なくありません。外国人が国民健康保険に加入できるようになったのも、一九八六年のことです。

しかし、精神科救急を受診する外国人のほとんどは健康保険には加入していませんし、また加入していたとしても、自己負担分の三割の医療費の支払いが困難であることはよくあります。

　こうした場合、外国人に対しても、かつては生活保護の受給が例外的に認められていました。ところが、外国人労働者の流入が増加しそれに伴い生活保護費が急増したとたん、厚生省（現・厚生労働省）は手のひらを返したように、外国人登録証を持たない外国人に対して、生活保護の適用を禁じてしまったのです。それは、一九九〇年のことでした。増加した外国人患者に対して政府は抜本的な対策を考えようとはせず、生活保護費の増大を防ぐという姑息《こそく》な手段を採用しただけでした。

　これは、日本という国の行政の体質を実によく表しているエピソードでしょう。不法就労の外国人という「存在しては困るもの」を、存在していないかのように扱い排除しようとしたわけです。精神障害者に対する扱いにも、似ている面があります。しかし、現実には日本には合法、不法を問わず多数の外国人が入国しており、病気になる者も当然少なくないのです。救急に限らず医療の現場では、金を持っていようが、保険がなかろうが、重症の患者を治療しないわけにはいきません。

　このような状況だったため、松沢病院の精神科で、少なくとも医療費と食事代は保証される措置入院を外国人患者に多用したことはやむをえない処置だったと思います。

　しかし、医療費だけで話がすむかといえば、そうもいきません。患者はタバコを吸わせろとも言ってくるわけです。だめだと言っても、状態の安定しない患者であれば、平気で他の患者のタバコを盗むようになり、すぐトラブルとなってしまいます。日用品や着替えの問題もあります。実際、このフランボウ君も、他の患者のトレーナーやズボンを、自分のロッカーにこっそり大量にためこんでいました。

こういう症例の場合、病院のケースワーカーはよく動いてくれました。患者の友人、知人にかけあったり、あるいは以前の雇い主に交渉して当座の費用を出してもらうこともありました。不法就労者を雇用していたという負い目があるので、雇い主も帰国のための航空運賃などについて、多少の援助はすることが多かったようです。大使館が費用の一部を立て替えることもありました。

外国人が日本で病気になれば、きちんと治療し帰国させることが、先進国として当然の義務だと思います。しかし、行政のやったことは、病気になった労働者を見捨てて、ゴミのように捨てることと同じでした。

アフリカ人、フランボウ君は、しだいに安定した状態になりました。片言ではありますが、英語で会話も始めました。病棟のデイルーム（日中入院患者が過ごす部屋で、レクリエーションなどが行なわれる）においてある卓球台で、他の患者と卓球に興じたりもしていました。食事は大盛りをいつもたいらげ、他の患者の余った食事も食べたりしたので、ガリガリだった身体もあっという間に太りました。

症状の改善後、彼はいったん、入管の収容所に引き取られることが決まっていました。そこで短期間様子を見てから、母国に送還されるということでした。退院の日が近づくにつれ、フランボウ君の表情は険しくなりましたが、なんとかなるだろうと私たちは楽観していました。しかし、その予想が甘かったことは、すぐ後にわかりました。

入管に移送後、フランボウ君の精神症状は急速に悪化したのです。服薬がきちんとなされなかったとのことでした。母国に強制送還されるという目の前に迫った現実が、彼の精神を不安定にしたのかもしれません。

入管の記録には、次のような記載がされていました。収容当日から翌朝の文書を示します。

十四時三十五分　入室：手錠を外し居室に入れ扉を閉めようとしたところ、外に出ようとしたり、足をはさみ扉を閉めるのを拒むなどの抵抗を何度となく繰り返したので、再度手錠をかけ入室させた。

十七時五十七分　食器搬出：食器を搬出しようとしたところ、勤務員に対し食器を投げつけてきたため、米飯、おかずなどが周囲に飛び散った。
二十二時十七分　就寝・下半身裸のうえ、給食したゆで卵を口にくわえたままの状態であったため、入室し、口から卵をとり、また毛布をかけてやった。その際、便器の中に入れていた本人の上下衣類も併せて回収した。
五時二十五分　投薬・起床した後、扉をたたき外に出たいと言ったあと、薬を飲みたい旨《むね》申し出たので、病院の不眠時薬を投与したが、便器に投げ捨て、さらにコップの水を勤務員に投げかけようとした。

収容の翌日はさらに症状が悪化しました。記載を見ると、「意味不明の言葉を発しながら、出入口扉の格子《こうし》を手で揺すり、足で扉をけっている」、「貸与している毛布を格子越しに一枚を除き全部を廊下に出してしまう」、「今度は着ていた衣類を脱ぎ始め、格子越しに廊下に投げ捨てる」などの奇妙で粗暴な行動が出現しました。これは精神医学的には、「緊張病性興奮」の再発でした。
数週間後、フランボウ君は松沢病院に初回とほぼ同じ状態で舞い戻り、以後はじっくりと数か月かけて治療されることになりました。扱いはやはり措置入院でした。

今思い出せば、フランボウ君以外にも、印象的な外国人患者は少なくありませんでした。フィリピーナのカレンさんは、少し良くなると看護士に媚《こび》を売って、自分を二万円で買わないかと持ちかけていました。彼女はくっきりとした眉毛《まゆげ》と明るいまなざしが魅力的な女性でした。カレンさんが声をかけたのは若い男ではなく、頭髪が薄くなりつつある中年の看護士Kさんでした。Kさんが病棟のホールで患者の世話をしたり、病状を観察したりしていると、彼女はすぐそばに近づいてべたっと寄り添い、「金額」の交渉を身振り手振りでするのでした。

南太平洋の小島からきたモースさんは、巨体の持ち主でマグロ船の船員でした。彼は、航海中に発症し、静岡県の港に着きましたが、地元の精神科では引き受ける病院がまったくなかったため、夜間に東名高速に乗って東京まで入院しに来ました。彼も興奮状態の時は、フランボウ君のときのように看護士と肉弾戦を演じました。保護室に入れられると、プロの格闘家のような体格の彼は、ドアに何度も体当たりしてきましたが、短期間で改善し母国キリバス共和国に無事に帰って行きました。

彼らは、今、どうしているのでしょうか。日本での生活や救急病棟のことは、少しでも覚えてくれているのでしょうか。それとも単に、辛《つら》い嫌な日本の思い出として、残っているだけでしょうか。

第三章

schizophrenic killers

スキゾフレニック・キラー

今までの話の主な舞台となった、松沢病院のことについてもう少し述べておきましょう。

一

松沢病院は、世田谷区にあるわが国有数の古い歴史を持つ精神病院です。東京にしばらくの期間住んだことのある人なら、精神科や精神科患者のことに興味はなくても、あるいはそういった事柄にむしろうんざりしている人でも、松沢病院の名前は聞いたことがあると思います。一時は「松沢送り」という言葉もよく使用されました。

松沢病院は、明治十二（一八七九）年に上野公園内に設立された東京府癲狂《てんきょう》院を前身としています。当時は精神科患者だけでなく、浮浪者や乞食《こじき》なども収容していました。この点は、後に述べる西欧の精神病院の成立と類似しています。「癲狂」とは、古くは奈良時代の養老律令に見られる用語です。注釈書によれば、以下のような意味で、現在の精神病とほぼ同義です。

癲とは発するときに地面に倒れ、涎《よだれ》を吐いて、意識がなくなることを指す。狂とは、妄《みだり》につかれて走ろうとしたり、自分のことを高貴な人間と言ったり、聖なる神だといったりすることである。（八木剛平、田辺英『日本精神病治療史』金原出版）

しかし日本では、本格的な精神病院は明治以降まで設立されませんでした。一方、ヨーロッパにおいては、十七世紀の中頃から社会的な政策として巨大な施設が建設され、精神病患者とともに、貧困者、老人、乞食、性病患者、犯罪者などが収容されました。これらの人々が理性と社会の秩序を乱すものとして、隔離されたのです。こうした「一般施療院」は医療施設でなく、半ば司法的な組織でした。今日的な意味での本格的な精神病院ができたのは、十八世紀になってからでした。

フランスの精神医学者フェリュスは、当時の精神病院の悲惨な状況を次のように報告しています。

狂人は殆《ほとん》ど常にしめった小屋に入れられており、それは暗くてぞっとするほど汚い。戸や窓は鉄の棒で戸じまりされ、恐ろしい光景を呈している。ベッドはふつう壁の中につくりつけられ、錯乱した狂人を鎮めるのには絶対に不適当である。或《あ》る患者をベッドに固定する必要のあるときには、その目的のために壁にとりつけられている巨大な鉄の輪を使う。いくつかのところでは、この不幸な人たちは壁にしばりつけられている。立ったままの姿勢でである。（金子嗣郎《つぐお》『精神医療の歴史』、岩波明編『精神医学の思想』創造出版）

さらに十九世紀の初頭まで、精神病院は「入場券」さえ買えば自由に出入りのできる場所でした。それは、庶民の娯楽にもなっていました。看護人は、不運な患者たちを動物園の珍獣のように扱い、興奮させたり怒らせたりして、来訪者から不当な金銭を得ていました。

精神病院の劣悪な環境は、十九世紀の後半になってもあまり変化していません。近代精神医学の創始者の一人であり、統合失調症を「早発性痴呆《ちほう》」と名付けたことでも知られるドイツの精神科医エミール・クレペリンは、その様子を次のように述べています。

おびただしい患者たちが日々を送る部屋は空気や光にもこと欠いて、穴蔵ふうのことも多く、その頑丈な格子《こうし》つきの窓は小さく、身も届かず、その扉はごつくて、太い閂《かんぬき》または南京錠で固められ、多くは小さな覗《のぞ》き窓がついていた。居房の石床は多くは傾斜していて、一ヶ所で屎尿《しにょう》を排出するようになっており、そのきつい臭気が部屋に満ちていた。（金子嗣郎、前掲書）

哲学者ミッシェル・フーコーの言うように、ヨーロッパの精神病院が「巨大な収容施設」であり、「大がかりな閉じ込め」であったのに対し、わが国の精神医療の原形は座敷牢《ろう》でした。

わずか五十年前まで、日本には病院らしい精神病院はほとんど存在していません。当時の病床数は、現在の三パーセント以下で、一万床にも満たないものでした。ところが、現在の精神科病床は、前述したように約三十六万床もあります。世界的に入院治療から地域ケアへの移行が見られるため、日本は精神病患者を劣悪な環境に「閉じ込め」ていると、海外からはしばしば批判されています。この批判はある程度あたっています。

五十年前には患者たちはどこにいたのかというと、彼らは、治療の必要があっても、個人の住居に造られた「座敷牢」に閉じ込められていました。座敷牢は驚くべきことに、昭和二十五（一九五〇）年の精神衛生法施行まで公的に認められた存在でした。「木曾路《きそじ》はすべて山の中である」という書き出しで有名な、島崎藤村の小説『夜明け前』では、気が狂って寺に放火をした旧家の主《あるじ》である主人公・青山半蔵が座敷牢に閉じ込められるシーンが出てきます。この小説は明治時代を背景にしていますが、当時身内の患者を自宅の奥まった部屋に閉居させることは、かなり一般的だったようです。

「お前達は、俺を狂人《きちがい》と思ってくれるか」

彼は皆の前にそれを言って、思わずハラハラと涙を落した。その時、栄吉の手から縄を受け取った宗太が自分の前に来てうやうやしく一礼するのを見ると、彼は何等の抵抗なしに、自分の手を後方《うしろ》に回した。そして子の縄を受けた。

（中略）何よりも先《ま》ず半蔵が格子の内から呼ぶ荒々しい声に驚かされた。

「さあ、攻めるなら攻めて来い。矢でも鉄砲でも持って来い」

血相を変えている半蔵が容子《ようす》の尋常でないことは、雹《ひょう》どころの騒ぎではなかった。最早《もはや》半蔵は敵と敵でないものとの区別をすら見定めかねるかのよう。そして、この世の戦いに力は尽き矢は折れても猶《なお》も屈せずに最後の抵抗を試みようとするかのよ

うに、自分で自分の屎《くそ》を掴《つか》んでいて、それを格子の内から投げてよこした。（島崎藤村『夜明け前　第二部下』新潮文庫）

精神科患者のための治療施設としては、明治維新の前には、寺院を中心とした小規模な施設があっただけでした。岩倉大雲寺、武田癲狂院、小松川狂疾治療所などが知られています。本格的な精神病院の建設は、明治五（一八七二）年の東京における養育院（正式には、営繕会議所附属養育院）の発足に始まります。その収容人員は百四十人でした。

政府は、明治維新の混乱により生じた浮浪者、乞食を収容するために本郷加賀藩邸跡の「めくら長屋」と呼ばれた場所に、養育院を設立しました。これはロシア皇太子アレクセイの来日のため、治安上の視点からなされたものでした。養育院の設立は、アレクセイの東京入り前日でした。養育院はその後、浅草、上野と場所を移動していきますが、行路病者、棄《す》て子も収容するようになりました。

一方、明治七（一八七四）年に芝愛宕下《あたごした》に設立された東京府病院の院長であった長谷川泰は、精神科患者のための施設の設立を強く訴え、明治十二（一八七九）年、上野護国院内の養育院に独立したのが、東京府癲狂院でした。患者の数は約六十名、看護人七～八名がその世話にあたっていました。患者の扱いは雑で、不潔なまま患者が鎖につながれ、手錠足枷《あしかせ》をつけられ放置されていました。病室は男女の区別なく、不潔患者で弄便《ろうべん》するものがあっても、予定の日が来ないと入浴や掃除もしなかったということです。

その後本郷、巣鴨と移転した癲狂院は、明治二十二（一八八九）年、院長・榊俶《さかきはじめ》の主張により、名称も巣鴨病院と変更されました。明治十九（一八八六）年、初代の東京大学精神科教授となった榊は、翌年癲狂院の院長も併任し、患者の非拘束法による治療、病棟の改築などを推し進めています。榊は若くして亡《な》くなりましたが、東洋における最初の精神科の教授でもありました。ちなみに榊は安政四（一八五七）年、江戸で士族の家に生まれています。これはペリー来日の四年後のことです。

大正八（一九一九）年、当時の松沢村、現在の世田谷区上北沢に移転した巣鴨病院は、東京府立松沢病院と改名されました。こうした中で患者の扱いも次第に非拘束法が主流となり、さらに松沢病院の初代院長となった呉秀三《くれしゅうぞう》により、患者に対する開放的な作業療法が積極的に導入されていきました。現在の松沢病院の作業療法の多くは、この頃から引き継がれているものです。しかし前述のようにその時代、他の病院を合わせても全国的には精神科病床はごくわずかしかなく、多くの患者は座敷牢の住人でした。

京王線の八幡山の駅は、住宅地として人気の高い世田谷区と杉並区の境界付近にありますが、駅の建物も周囲の風景も、どこか殺風景でみすぼらしい感じがします。周辺は雑多な住宅地となっており、農地を急に開発した雰囲気が今でも残っています。農道がそのまま車道になったであろう道路が多く、曲がりくねった道や行き止まりがしばしば見られます。八幡山の町は駅を中心に広がっています。ただ、きちんとした商店街のようなものはありません。赤堤通りと甲州街道には古くからの商店と、最近できた飲食店が混在していますが、近くに大規模な都営住宅があるにもかかわらず、どこもあまりはやっている様子はありません。

電車の線路が一つ手前の上北沢から高架線になっているのは、かつて八幡山付近の踏み切りで入院患者の自殺が頻発したことによると聞いたことがあります。しかし単に、環状八号線の交通量が増加したためだったからかもしれません。

八幡山駅の階段を降りると、赤堤通りが目の前に広がっています。狭い割には通行量が多い通りです。片側は古くからある商店が軒を並べています。和菓子屋、クリーニング屋、煙草《たばこ》屋などです。その向かい側は、すべて松沢病院の敷地となっています。

通りを駅から離れて行く方向に道なりにゆっくり歩いて行くと、病院の南側のはずれに達するまでには十五分くらいはかかってしまいます。

松沢病院の敷地の一番奥は、小さな公園のようになっています。そこには、「将軍池」という名前の日本庭園風の池もあります。将軍という名は、戦前の有名な患者のニックネーム「芦原将軍」からとられたものでした。

芦原将軍は、誇大妄想がみられた統合失調症の患者でした。明治から昭和初期にかけて、巣鴨病院、そして松沢病院に長期入院していました。人生のほとんどをそこで暮らしたといってもいいかもしれません。彼の妄想は有名で、自らを天皇と信じ込み(芦原帝と称することもありました)、数々の「詔勅」を乱発したりもしました。例えば、次のようなものです。

独逸国賠償金ノ支払ヲ無期延期ス
大正拾弐年参月拾日　芦原将軍
連合国賠償委員会　御中

この「詔勅」は、第一次大戦の終戦後、敗戦国であったドイツを救おうと思ったものなのでしょうか。

　芦原将軍こと芦原金次郎は、嘉永四（一八五一）年に江戸、本所松倉町で誕生しました。明治五（一八七二）年、二十二歳で神経衰弱状態となり、その後いったん回復し結婚しますが、まもなく離婚しています。明治八（一八七五）年に本格的に精神病を発症し、「征夷大将軍に任じられた」などと口にし始めます。皇居付近を徘徊《はいかい》中に保護され、東京府癲狂院に入院しました。彼はその後、「内大臣」、「芦原大臣」、そして「将軍」などと自称するようになりました。

　その将軍池の中の小さな島は、一時入院患者の自殺の名所でした。私は開放病棟の女性患者が、小島にある古い松の木にロープを巻きつけて死んでいるのを見たことがあります。その患者は自殺の決意が固かったらしく、首をくくるために洗濯用の太い青いビニールのロープを使っていました。今でも吊《つ》り下がった患者の体が、ぶらんぶらんと風に揺れていた風景が目に浮かびます。遺体の周囲では、病院の警備員が人払いをしていましたが、何人かの患者が近くの草むらにごろりと横になって、その死体の様子を眺めていました。

　亡くなった患者の主治医であったT部長は、手持ちぶさたな様子で腕組みをしながら、吊り下がった患者の横にじっと立っていました。急いで駆けつけて来たためか、彼の白衣のボタンは留められていませんでした。その周囲には、好奇心を丸出しにして何人もの入院患者がまとわりつき、「これはだれなのか」とか「本当に死んでいるの」と、にやにや笑いながら話しかけていました。T部長は困った表情を浮かべ、「ここにいてはだめだから、自分の病棟に戻るように」としきりに言っていましたが、だれも言うことを聞こうとはしませんでした。しばらくして作業衣のような服を着た警察官が三名到着し、いかめしく苦々しい顔つきで現場検証を始めました。警察官に患者の説明をすると、T部長はようやくほっとした表情を浮かべました。

将軍池の向こうには、病院の運動場と園芸場があります。園芸場には、小さな動物園も作られていました。この園芸場と動物園は戦前からの古い歴史のある場所で、入院患者の作業療法の施設として用いられてきました。

精神科では患者の社会復帰を促すために、作業療法がよく取り入れられています。以前は陶芸と印刷、袋貼《は》りなどがポピュラーでした。ある有名デパートの買い物袋は、精神科の入院患者が作ったものです。松沢病院では、広い敷地を利用した農耕も作業療法として行なわれてきました。

園芸場ではキャベツや大根などの農作物が主として栽培され、古株の職員はこの野菜を材料として、病棟の休憩室でよく調理をしていました。伊藤さんという准《じゅん》看護士の男性は料理好きで、病院の農園から野菜をとってきては、近所で買ってきた肉を混ぜて炒《いた》め物を作っていました。

調理をしていたのは、多くが男性の看護士でした。そうめんやうどんも彼らの得意料理で、私もよくご馳走《ちそう》になりました。病棟で彼らは見張り番を一人残して看護室の窓にカーテンを閉め、昼寝をしていました。不思議なことに、こういうさぼりがちの職員は仕事ができないかというと、決してそういうことはありませんでした。患者の異変にいち早く気がついたり、あるいは暴力沙汰《ざた》になったとき身体《からだ》を張って対応してくれるのは、普段はよくさぼっている「料理好き」な看護士たちでした。

動物園は私が勤務していた頃には縮小され、にわとりとヤギ、それに小鳥などが飼われていました。動物の世話をする「動物班」の患者も職員も、多くが高齢者でした。動物園の奥には、都立の看護学校の建物と宿舎が見えていました。その先はかつて一面の農地だったということですが、現在は都内のどこにでもある住宅地になっています。

以前、東京都知事選挙に落選した元ニュースキャスターは、選挙期間中、松沢病院の敷地を売り払い都営住宅を建設することを公約にしていました。実際、京王線の桜上水から千歳烏山《ちとせからすやま》にかけては、多くの都営住宅が存在しています。

しかし、松沢病院が建設された大正年間、病院の周辺はほとんど人家の無い農村でした。その頃の写真を見ると、路面電車の線路のわきに、廃屋のように見える病棟が点在しています。

戦前の記録では、当時の勤務医は酒の肴《さかな》とするために、病院の奥で雀《すずめ》を鉄砲で撃ったりしていたという話です。その頃の歴史については、元院長である金子嗣郎《つぐお》氏の著書（『松沢病院外史』日本評論社）に詳しく記されています。

それを見ると、現在では驚くような治療法も採用されていました。持続浴療法もその一つです。ある看護婦の回想を同書から引用します。

当時ひじょうに白衣がながかったものですから、みんな紐《ひも》でしばりまして、膝《ひざ》から下だしまして、お風呂《ふろ》のなかに入りますと、患者さんはみな出てしまいますし、どんなときでも朝八時頃から夕方四時頃まで、ほとんどお風呂のなかにいることがございましたのですね。持続浴ですと、そのなかでやはり食事の介助もしなければなりませんし、両便の世話がなかなかできませんので、なかにはあの浴槽のなかには便が浮いたりすることもございました。

古くからの農村の息づかいは、現在でもこの病院の周囲に残っています。松沢病院から千歳烏山方面に少し歩き、交通量の多い環状八号線を越えると芦花《ろか》公園があり、その周囲には果樹園などの畑がまだあちこちに見受けられます。付近は高級住宅街になっており、十数年前、ある有名女優との破局が原因で映画監督が自殺した高層マンションも、歩いて数分の場所にありました。

松沢病院には、多くの珍談・奇談の類があります。内村鑑三《かんぞう》の息子であり、後に松沢病院の院長になった内村祐之《ゆうし》は著書（『わが歩みし精神医学の道』みすず書房）に次のような話を書いています。これは大正時代末期のエピソードです。

……たまたま月給日の翌日であったが、私が宿直室で、ふと目を覚ますと、蚊帳《かや》越しに、足もとで、何者かが動く気配がする。一瞬、月給をねらった盗賊と直観し、勇を鼓して「誰だ！」と言うと、「盗賊」は意外に意気地なく、私の手で簡単に捕えられてしまった。しかも冷や汗を流して、シドロモドロの口のきき方である。さっそく病院前の交番に突き出したが、どうも様子がおかしい。しきりに注射の手まねをして、哀願する様子だ。見れば、注射の瘢痕《はんこん》がある。そこで初めてモルヒネ患者の禁断症状とわかった。一本の注射で元気を回復した彼の語るところによると、彼は巡業からの帰り道の旅役者で、注射器を紛失したため、禁断症状の苦しさに堪えかねて、松沢病院の宿直室に侵入し、注射器を盗もうと目論《もくろ》んだとのことだった。

私自身も似たような困った経験をしたことがあります。

その晩、私は病院の当直でした。前日の外来に厄介な患者が受診し、一日じゅうあれこれ振り回されたため、私はすっかり疲労していました。その患者、浜田敬之助氏は、大柄で背丈が一メートル八十センチ以上あり、見るからにいかついヤクザ風の男性でした。

彼の主張は、「幻聴が聞こえるので入院したい」、「胃が痛いので検査してほしい」という二点でした。しかし浜田氏は病気のようには見えませんでした。彼は宮城県内の病院が発行した、数か月前の日付の紹介状を持参していました。それには、「覚せい剤中毒で二週間入院したが、症状が改善したので退院した」ということが、殴り書きの文字で書いてありました。浜田氏は前の病院の担当医から、快く思われていないことが伝わってくる書類です。

彼は住所不定でした。あまり自分の病歴を話そうとはしませんでしたが、対応に粗暴なところはありませんでした。しかし着ているジャンパーとズボンには泥がこびりついて悪臭がし、この数日まともな所に泊まっていないのは明らかでした。浜田氏は明らかに「食いっぱぐれ入院」を狙《ねら》っていました。

大部分の精神科患者にとって精神病院はいわば「恐怖の館」であり、そこはどんな恐ろしい目に合わされるかわからない場所です。実際、屈強の看護人に取り押さえられ注射を打たれたり、保護室に何日も隔離されたりすることもあり、彼らの恐怖は理解できるものです。他の患者から暴力を受けたり、物を盗まれたりすることも起こるわけです。退院してからも「精神病院の恐怖」について語り続ける人も少なくありません。

ところが、一部の患者にとっては、「精神病院」はパラダイスとまではいかないものの、ある種の保養所のような場所になっています。大部分はアルコールや薬物依存の患者ですが、通常は生活保護で暮らしていたり、住所不定であったりします。そして所持金を飲み尽くすと、不思議と「病気」の症状が出現して、入院を要求しにやって来るのです。

これが、「食いっぱぐれ入院」です。入院すれば食事は無料だし、風呂にも入れる、福祉事務所から小遣い銭も出るということを、彼らはしっかり理解しているわけです。そして、臆病《おくびょう》で気弱な患者から金品を巻き上げたり、外来通院中の女性患者をだましてアパートにころがりこむこともありました。

さてこの浜田氏です。私は嫌々入院病棟に連絡したのですが、どこも満床でした。数日待てばベッドが空くと彼に言っても、今日入院させろの一点ばりです。口調もしだいに荒々しくなってきます。しかし、空床が無いものを入院させることはできません。私は近隣の病院に片っ端から電話をかけました。そして一時間あまり努力を続けた結果、ようやく武蔵野市にある内科病院が「胃腸の精査」のために短期間の入院を引き受けてくれることになりました。転院のために救急車が呼ばれ、浜田氏はにやっと笑いながら、松沢病院を去って行きました。私も、ようやくほっとしました。

当直業務は深夜に何件か問い合わせの電話があった以外は、特別のこともなく終りました。翌朝の七時ごろ、本館の四階にある当直室を出た私は、医局の部屋に向かいました。

当直医には病院食の検食の義務があり、患者のメニューと同じ食事が医局に毎日運ばれてきています。朝はたいていパンとジャムの他に一品つくくらいのものでしたが、食べても食べなくても、検食簿にサインをし、食事の内容が「たいへん良かった」という欄に丸をつけることになっていました。

私はそこで異様なものを目にしました。私が部屋に入ろうとしたとき、医局の長テーブルには汚い格好をした大柄の男が腰を下ろし、まさに貪《むさぼ》るようにして検食用の食事を食べていたのです。私は一瞬、どういうことかわからず、身体の動きが止まりました。男は私の気配に気がついたのか、牛乳を飲み干すと振り返りました。それは、浜田敬之助氏でした。彼は私を認めると、「あっちの医者とけんかしたんで、先生また面倒みてくれよ」と言って、独特の笑みをまた浮かべたのでした。

二

冬のある朝、所用があり私は久しぶりに松沢病院を訪問しました。

病院の風景に変化はありません。濃い緑の樹木の中に点在している病棟の建物は、全体で一つの巨大な砦《とりで》のようにも見えました。

では、その砦は何を守っているのでしょうか？　その役割は、おそらく砦の外からの侵入者を防御することではありません。

病院の西門のすぐ前には、いつの頃できたのか、ありふれたコンビニエンス・ストアがありました。ここの客の多くは、病院関係者と入院中の患者です。店の中に入ると、私は突然声をかけられました。

「先生じゃないの？」

振り向くと、よく知っている顔がそこにありました。彼の名前は、江藤喜一君でした。

「先生、どうしてやめちゃったんだよ」

江藤君は愛想のいい笑顔を振りまきながら、私に近づいてきました。私は、彼を二年間ほど松沢病院の病棟で受け持っていたことがありました。

年の頃は、四十代の前半、背は低く私の肩ほどしかありません。自分より年上の彼を君づけで呼ぶことは、本当は不自然なことなのでしょう。

しかし、四十代だというのに、江藤君の表情やしぐさには、どこともいえず子供っぽさが存在していました。それは、彼が普通の社会生活を送らずに、精神病院の中で人生の長い期間を過ごした結果なのかもしれません。病気そのものの影響もあるでしょう。精神病の患者には、しばしば「児戯的《じぎてき》」と表現される独特の幼さがみられるのです。

江藤君は、いわゆる中国帰国子女のはしりでした。彼は日中の混血児でした。母親が残留孤児の日本人で、父親が中国人でした。彼が来日したときは一応留学生という身分であったようですが、詳しいことはわかりません。

江藤君と一緒に日本に来た母親は、足立区の都営住宅で暮らしていました。私は電話で話したことがありますが、彼女は生活保護を受給しており、統合失調症らしく要領を得ない答えしか得られませんでした。中国人である彼の父親は、すでに死亡していました。二人の姉は来日せず中国で生活しています。他に二歳違いの妹が日本に来ており、北海道で結婚していました。

詳しい経歴は不明ですが、江藤君は中国の遼寧省《りょうねい》ハンヨウの生まれ、十九歳まで就学していたというので、高校卒業程度の学力はあったものと考えられます。その後、コックの見習いをしますが、きちんとした職にはついていません。二十歳の時に来日。日本語がまったくできなかったので、しばらく日本語学校に通いましたが、あまり上達はしませんでした。中華料理店でアルバイトをしたことはありましたが、どの店でも長続きはしなかったという話です。

彼の発症の時期は不明です。ただ来日して半年あまり後に、自ら精神科のクリニックに数回通院していることを考えると、すでにこの時期なんらかの症状が出現していたものと考えられます。

江藤君は、二人の人物を殺害した殺人者でした。

昭和五十年代の前半、当時母親と暮らしていた江藤君は、同じアパートの住人二人を刃物で刺殺しました。彼は、被害者とはほとんど面識はありませんでした。江藤君は自分の頭の中に聞こえる「内なる声」、いわゆる「幻聴」を聞き、「殺せ！ 殺してしまえ！」という命令に従って、二人の隣人を刺殺したのです。

幻聴は、聞こえて来る本人には、本当の声のように聞こえるもののようです。幻聴が最も頻繁にみられる病気は統合失調症ですが、他の病気のときに生じることも珍しくはありません。したがって、幻聴が出現するだけで統合失調症と言いきることはできません。例は少ないですが、うつ病でみられることもあります。そういうケースを精神病性うつ病と呼びます。アルツハイマー病などの痴呆《ちほう》性《せい》疾患で出現することもあります。

残念ながら、現在の脳科学のレベルでは、幻聴の原因について解明することはできていません。脳の一部、側頭葉と呼ばれる部分が、幻聴の発生に関連していると推定されています。しかし、これも確定的な証拠はありません。幻聴の生成には複数の脳部位が関連しており、そのメカニズムも一様とは言えないと考えられています。

江藤君は、病気によって出現した幻聴を信じて自らの手を無関係な人間の血で汚し、その生命を奪いました。当時の彼には、隣人から迫害されている、常に監視されているという被害妄想も存在していました。

彼が逮捕されたあと、一時マスコミは被害者よりも加害者である江藤君に同情的だったようです。当時の新聞を見ると、「文化的なギャップに悩んだ日中混血の青年がノイローゼになって悲惨な事件を起こした。彼を疎外《そがい》して追い込んだ日本の社会は、もっと反省しなくてはならない」というニュアンスの記事が掲載されています。

しかし、実際の事件は、まったくそのようなものではありませんでした。新聞記事を書いた記者は、江藤君の状態を誤解していました。精神科の病気についてまったく無知だったのかもしれませんし、あるいは知っていて記載しなかった可能性もあります。

江藤君は統合失調症でした。彼が発病したのは中国人だったからでもなく、また言葉や生活習慣のギャップのある日本に来たためでもありませんでした。彼が日本にいようと、中国で暮らそうと、発症したのはまず確かだったと考えられます。

世の中には、この点において明らかな誤解があります。つらい苦しい状況、あるいはショッキングな出来事が原因で、人間は精神病に罹患《りかん》するということはありません。もちろん強いストレスが精神疾患の発症を後押しすることもありますし、ストレスが病気の原因に見えるケースもないわけではありません。しかし、「精神病」と呼ばれるような重症な状態は、ストレスフルな身の回りの出来事によって形成されるわけではありません。精神病に対する多くの「心因論」的な解釈は、大部分誤っています。統合失調症が単なる心因によって発症するものでないことは、臨床的な側面と研究的な側面の両方から説明可能です。

臨床的に重要な指摘は、患者の多くにおいて、顕在的な発症に先立つ長い潜在期と前駆期が存在している点です。この疾患の発症時期は通常思春期から二十代前半にかけてですが、それに先立つ数年前から、ケースによっては児童期までさかのぼり、一定の特徴を示すことがあります。その多くは「スキゾイド」(分裂病的)な行動様式として出現します。スキゾイドとは、「孤立を好み、周囲と打ち解けず、対人関係をうまく持てない」性格特徴ですが、この傾向が大なり小なり見られるわけです。

これに加えて、微細な精神症状が散発します。発症前においても、幻聴の類似体験がしばしば出現し、思考は非論理的、接線的となり、オカルト的な物事の解釈を好み(これを魔術的思考と呼ぶ)、周囲に風変わりで奇妙な印象を与えます。注意が鋭敏化し、強迫的な行動が支配的になることもあります。潜在期における統合失調症の症状を研究している中安信夫氏(東大医学部助教授)は、次のような例をあげています。

——憎悪《ぞうお》している人物の名前や顔を思い出してしまったり、頭や手など、自己の肉体の存在感を意識してしまいます。こういうアタマの中のクセを取り除こうとすればするほど気にかかってしまい、集中力が低下したり、頭や顔の神経が痛くなります。

——他人と話している時も、相手の言うことがよくわからないことがあります。相手と自分とが離れている感じ。人がそこにいるのはわかるのですが、親しみをもって話すことができません。頭ではそこに人がいるのはわかるのですが、相手が消えていってしまうというか。

——人の目が気になるのと、「私は私」と、他人と自分の境界線がつくれない。何か他人とテレパシーみたいなものでつながっている、相手はそれを察知している感じがして周囲の人が気になる。（中安信夫『初期分裂病』星和書店）

研究面では、統合失調症において、脳の構造と機能の異常が報告されています。脳の形態を調べるMRIでは大脳皮質の萎縮《いしゅく》や脳室の拡大が存在し、さらに近年発展したPETなどの機能的な画像検査では、脳血流や代謝の障害を認めることが明らかになっています。

加えて神経生理学的な研究において、認知・注意機能を反映する事象関連電位と呼ばれる脳波成分の異常もみられます。さらに、脳の神経伝達物質であるドパミンやセロトニンなどに作用する抗精神病薬と呼ばれる一群の薬物が、統合失調症の症状に有効性が高く、再発防止に顕著な効果を上げていることは、この疾患が脳の生物学的異常が原因である大きな根拠といえます。

統合失調症においては、複数の遺伝子の関与が指摘されています。ただ必ずしも、遺伝によってすべての説明はつきません。遺伝子がまったく同一である一卵性双生児においても、同時に発病するケースは約六〇パーセントです。これが兄弟姉妹になると発病の確率は一〇パーセント程度まで低下します。したがって、現在では遺伝的に中枢《ちゅうすう》神経系の脆弱《ぜいじゃく》性を持った個人が、何らかの別の因子を誘因として症状を発現するという考えが有力です。

統合失調症は重大な疾患ですが、ありふれた病気でもあります。現実に、世界のどの地域においても、全人口の一パーセント近くは統合失調症を発症しています。この事実は、統合失調症は、環境や文化などの社会的な要因よりも、生物学的要因によって規定されていることを示しています。離島や山間部の僻地《へきち》においては統合失調症の発生率が高い地域がありますが、これは血族結婚などにより遺伝的要因が集積した結果でしょう。

また統合失調症患者の生まれ月は冬期が多いことが報告されています。この理由として冬期のウイルス感染との関連を指摘する研究もありますが、確証は得られていません。これと関連し、最近では統合失調症の病因として、胎児期の微細な脳損傷による神経発達障害が疑われています。たとえば、母体のウイルス感染や出生時の合併症が原因の一つとして想定されています。

三

殺人事件を起こした後、警察に勾留《こうりゅう》され裁判にかけられた江藤君は、精神鑑定（正式には「司法精神鑑定」と呼ぶ）を受けました。

精神鑑定と言うと難しく響きますが、別に特別の手順があるわけではありませんし、また特殊な技術を必要とするものでもありません。これは、日常の精神科診療と変わらない通常の面接や検査を多少詳しく時間をかけて行ない、被告の精神科的診断を確定することです。しかし、この判断をもとにして、患者の扱いは大きく左右されます。

司法鑑定により統合失調症と診断された江藤君は、裁判において「心神喪失」と判定されました。「責任能力がない」、つまり病気のため刑事的な責任を負えない状態と判断され、罪は免責となりました。その代わり精神科の治療のために措置入院の手続きがとられ、松沢病院に入院することとなったわけです。もし司法鑑定で統合失調症という判断が下されなかったら、彼の殺人は通常の犯罪として扱われ死刑判決が出ていたかもしれません。

前にも触れましたが、措置入院とは公的権力による強制入院の一種です。これは、自殺、あるいは他者への暴力の恐れが顕著であると判断された精神科患者を対象に、強制入院を行なう制度です。通常は傷害事件などを起こした患者を警察官が拘束した後、精神科医の診察——これを精神衛生鑑定といいますが、先に述べた司法鑑定とは別の制度——が行なわれ、措置入院に相当するか判断されます。

しかし、一部の患者ではこれとは別のルートをとります。殺人などの重大犯罪を犯した患者は、はじめに一定期間拘置所などで勾留され観察された後、通常の裁判の対象となります。

この司法手続きの段階で、司法機関が被告に「責任能力がない」と判断し、被告の免責を決定した場合、患者は措置入院の対象となり、精神病院への入院が決定するわけです。裁判にもいたらず、拘留中に不起訴となるケースも少なくありません。

私が最初に彼に会った頃、江藤君は、病棟の中ではたいてい安定した状態でした。

日本語は多少たどたどしかったのですが、興奮状態にならない限り、相互に意思がうまく通じないということはありませんでした。むしろ、彼は愛嬌《あいきょう》をふりまいてにこにこし、年配の看護婦からは何かと世話を焼かれることもよくみられました。

私が彼の担当医をしていたのは、松沢病院の男子・急性期病棟を受け持っている時です。

前出の救急病棟は病院の敷地の東の端にありましたが、この急性期病棟は病院のほぼ中央に位置する八つの男子病棟の一つでした。この男子病棟群は老朽化しており、お世辞にもよい治療環境とは言えませんでした。それは、当時から十年以上たった現在もそれほど変化はないことと思います。

病室は四人部屋でしたが、狭い部屋にベッドが無理やり詰め込まれ、一人一人のプライベートなスペースはほとんど存在しませんでした。廊下はうす暗く、手入れが行き届かないため窓枠には埃《ほこり》が溜《た》まり、おそらく事情を知らない一般の人が病棟の内部を見たら、かなりの人が気分が悪くなるような思いをしたでしょう。

そして何よりも問題なのは、この狭い、快適とはいえないスペースに五十人近い患者が、不安定な精神をかかえたまま閉じ込められているという現実でした。入院患者の多くは、本人の意志に反した強制入院のケースでした。とはいえこのような環境でも、他の多くの民間病院と比較すれば、遥《はる》かにましなものだったのも事実です。

患者の多くは、大部分の時間を自分のベッドに横になって過ごしていました。これは抗精神病薬の鎮静作用によって眠気が出てしまうためと、病気の症状により意欲が低下していることによります（これを「情意鈍麻《どんま》」と呼ぶ）。病状の安定した患者には、午後の時間、二時間程度の外出を許可していました。時期にもよりますが、半数余りの患者の外出を許可していました。しかしうっかりすると、外出したまま患者が病院から逃げ出すことがありました。そうした場合私たちは看護士数名を引き連れて、患者を「迎え」に行くのです。一度私は埼玉県の朝霞市の郊外まで二時間近くかけて、離院した患者を引き取りに行ったことがあります。

彼らは時間になると行列を作り、外出簿に記入して、わずかな小遣いを手に、病院前のコンビニか駅の近くのスーパーに買い物に行きました。入院直後などで外出ができない患者には、出入りの業者が患者の注文品を定価で運んで来るシステムになっていました。この出入りの業者は、かなりの売り上げがあったようです。

また多くの患者は、ヘビースモーカーでした。彼らは、タバコを持つ指先が真っ黄色になるほど、喫煙を続けるのです。皮膚が真っ黒に焦《こ》げるまで、根本まで吸う者もいました。ですから、病棟の中はいつもタバコの煙が充満していました。

タバコの本数を制限してほしい、看護婦からはそういう苦情が出ました。確かにもっともな話です。特に他の都立病院の内科、外科から異動してきた看護婦からは、そういう主張が聞かれました。

「病棟の中で、喫煙するなんてとんでもない！」

「全面禁煙にすべきです」

これは正論ではありますが、現実的でない議論でした。

多くの患者はタバコが吸えないだけでも、興奮して精神状態が悪化しました。「禁煙」や「本数を制限」してもこっそりタバコを持ち込んだり、他の患者にたかったりするだけで、解決策とはなりません。私はタバコを吸いたい患者には、吸いたいだけ吸わせるようにしていました。もっとも、小遣いがなく、吸いたくても吸えない患者も存在しましたが。

江藤君は、何の前触れもなく、病棟のトラブルメーカーになることがありました。数か月に一度、彼は必ず特定の相手に対して激しい被害妄想を持つことになるのです。たいてい彼が攻撃するのは別の入院患者でしたが、職員が妄想の対象になることもありました。

そこは急性期病棟だったので、入院は毎日のようにあり、患者の入れ替わりも少なくありません。しかし、江藤君も含め一部の患者はなかなか症状の改善を認めないため、入院が長期に及びました。

精神的機能が全体的にレベルダウンし（これを「人格水準の低下」と呼ぶ）、精神科的なリハビリテーションが必要な患者は、社会復帰病棟に転棟することもありました。ただし社会復帰病棟は開放病棟ですので、本人の自覚が必要で、作業療法にも参加することが求められます。

しかし、精神症状が重症な患者、例をあげれば根深い妄想がみられたり、あるいは情動面での変化が激しく容易に他者への暴力が発動するような患者は、閉鎖病棟に留まらなければなりません。閉鎖病棟とは、文字通り、病棟の入口のドアが施錠されていて、自由な出入りができない入院施設です。

江藤君は、長くこの急性期の閉鎖病棟に入院している患者の一人でした。短期間、社会復帰病棟にいたこともありましたが、他の患者に被害妄想を抱き暴力をふるうトラブルがあったため、再び急性期病棟に戻らなければならなかったのです。

はたして、彼は殺人を犯したことがあるという理由で、周囲から厳しい目で見られていたのでしょうか。もちろん、その事実は他の患者には直接的には知られていませんでしたが、長期の入院患者の中には事情を知っている人もいたようです。

正確な記憶ではありませんが、初めて彼に会ったとき、私は病棟の回診をしていたのだと思います。

回診といっても、全員で五十名近くの患者がいたので、病室を順番に回り簡単に話を聞くのがその内容でした。時間的に込み入った話を聞く余裕は無かったので、患者の状態が変化していないか、少し様子を見るといったところでした。

「かわりないよ。元気だよ」

ベッドから立ち上がり、江藤君は少し甲高い声で言いました。

「先生、ぼく退院したいよ。退院まだ？」

退院が無理であることを話すと、彼は不満そうな顔をしてプイと部屋を出て行きました。

彼の話は唐突でしたが、その暴力も突然起こるものでした。ある時期、江藤君の被害妄想の相手は、同年代でしたが少し年上の体格のいい元プロ野球選手のTさんでした。それは、午前十時ごろのことでした。ホールの中央あたりで、江藤君は突然Tさんの胸のあたりを殴りはじめたのです。

「Tさんがぼくを殺そうとしている！　ぼくを殺そうとしている！」

江藤君は大きな叫び声をあげていました。しかし、Tさんの方も、それにひるみませんでした。彼は江藤君に殴られた以上の力で彼を殴り返し、小柄な江藤君は床にひっくりかえってしまいました。

しかし、江藤君はすぐ立ち上がりました。そして、今度は身体《からだ》ごとTさんにぶつかっていったのです。彼はおそらく幻聴の命じるままに行動していたのだと思います。すぐに、男性の看護士が二人を取り押さえました。被害者のTさんは間もなく穏やかになりましたが、江藤君の興奮は簡単には引きませんでした。ホールの中央で両脇《りょうわき》についている看護士の手を振り払おうとし、彼は喚《わめ》き散らしました。

「ぼくは悪くないよ。悪いのは、Tさんだよ。Tさんがぼくを殺そうとしたんだ。だから、ぼくは仕返ししようと思ったんだよ」

私は、興奮した彼を病棟の保護室に収容しました。江藤君は声にならない叫び声を上げ続けました。私は必死に抵抗する江藤君に静脈注射をして、彼を眠らせました。彼が犯した殺人事件もおそらく同じようにして起こったものだと思います。

精神科患者、とくに統合失調症患者は、社会にとって危険な存在なのでしょうか。犯罪全体としてみれば、精神科患者が犯す件数は決して多くはありません。犯罪全体をみれば、一般人口における比率より、患者の犯罪ははるかに少ないことは事実です。

法務省発行の「犯罪白書」（平成十四年度版）を見ると、精神科患者とその疑いのある人は、一年間の検挙者の中で、〇・六四パーセントを占めるだけです。たとえば統合失調症だけでも総人口の一パーセント近くは存在することを考えると、精神科患者が犯罪を犯す割合は一見すると少ないようです。さらに、統合失調症に、犯罪を犯しやすいグループであると思われるアルコール・薬物中毒の患者や人格障害の患者も含めて精神疾患全体の数を計算すると、累計《るいけい》した精神疾患患者の数はかなりのものになります。おそらく、計算の仕方にもよりますが、人口のおよそ三パーセント程度にはなるでしょう。

しかし、ここには数字の嘘《うそ》があります。同じく「犯罪白書」の中で「殺人」の項目を見ると、実に九・一パーセントが精神障害者によるものなのです。すなわち、窃盗《せっとう》など他の軽微な犯罪と比較すると、殺人事件の加害者に占める精神障害者の割合は極めて高く、一般人（仮に精神障害者以外をこう呼んでおきます）の三倍以上になることがわかります。また他に精神障害者の比率が高い犯罪として、「放火」（一一・九パーセント）があります。

したがって、江藤君のケースは、珍しい例ではありません。私たちの周囲には、数多くのスキゾフレニック・キラー（統合失調症の殺人者）が存在しています。彼らの多くは検挙されても不起訴となり、裁判で事実が明らかにされることもなく、精神病院に入院した後何年かすると再び社会の中に戻ってきているのです。

殺傷事件までには至りませんでしたが、菅原光一君の場合も似たようなケースだったと言えるかもしれません。彼は埼玉県の西部に母親と二人で暮らしていました。教師だった父親はすでに亡《な》くなっていました。彼は中学までは、比較的成績のよい生徒でした。

県立高校に入ってから、菅原君の精神状態が変調しました。学校に行けなくなり、急に新興宗教に凝り始め、自分の生活がうまくいかないのは、遠縁にあたるK氏が邪魔をしているからだ、勉強したことが頭から抜き取られて（これを「思考奪取」と呼ぶ）成績があがらないなどと、都心にあるK氏宅を頻繁に訪れるようになりました。この時点で明らかに被害妄想と自我障害がみられています。

そしてある深夜、菅原君はK氏の家に行き、ドアを叩《たた》いたり蹴飛《けと》ばしたり、「殺してやる」などと大声で興奮したため、警察官に拘束され、精神科救急の受診となりました。受診時、彼は無表情で青白い顔つきのまま、ひと言も言葉を発しない昏迷《こんめい》状態でした。しかし注射などの処置には抵抗することなく、素直に応じました。

以後十年以上にわたり、彼は精神科への通院を続けています。途中、数回の入院がありましたが、比較的短期間ですんでいます。K氏への被害妄想は持続していますが、幸いなことに、問題となるような事件は起こしていません。

その後、彼の人生の目標は有名大学への進学になり、三十歳を過ぎた現在でも受験勉強を続けています。しばらく彼は都心の予備校まで通っていましたが、それも続かなくなり、最近は地元の補習塾で勉強しています。この受験勉強と、同居している母親に意味なく罵声《ばせい》を浴びせることが、彼の日常のすべてとなっています。

第四章

brains preferring the slaughter

殺戮《さつりく》する脳髄

精神障害者による殺傷事件は市中だけではなく、時に精神病院の中でも発生します。

一

松沢病院には、保護病棟と呼ばれる男子の急性期病棟があります。そこは江藤君が入院していた隣の病棟で、十六床の保護室と四人部屋の一般室をいくつか持っていました。

保護室というのは、最も精神病院らしい部屋です。厚い金属の扉で施錠されて、外とは遮断された状態に置かれます。まさに独房です。患者は中に閉じ込められた状態になります。部屋には、家具の類《たぐい》はまったくありません。床にマットレスを敷いて、横になれるだけです。本やラジカセの持ち込みも禁止されています。

もっとも保護室のドアは、必ずしも常時鍵《かぎ》をかけているわけではありません。患者の状態が良くなった場合、一定時間ドアを開ける「時間開放」を行なうことがあります。松沢病院では、日勤帯の看護職員の多い時間は開放し、夜間は施錠するという方法がよくとられていました。

この保護病棟は、二つの機能を持っていました。一つは急性期で激しい症状を示す患者を、一時的に収容するというものです。こういうケースでは、保護室の使用は数日以内が大部分です。保護室の中では、注射をうたれ大量の向精神薬を服用した患者がもうろうとしているか、いつまでも眠り続けています。彼らが目を覚ますと、ドア叩《たた》きが始まり開放要求が引っ切りなしに続くのです。一方長期間にわたって、時には年単位で保護病棟への入院を継続している患者が一定数存在していました。こういう長期の保護室使用者は通常は穏やかで、そこで生活しているといってもよい状態でした。

その中に、Qさんという、身長百六十センチメートルに満たない小柄な統合失調症の患者がいました。彼は松沢病院に来るまで、三度殺人を犯していましたが、いずれも「心神喪失」のため免責となり、精神病院に措置入院をしていました。どの殺人も、自分に無関係な人物を衝動的に殺したものでした。

一度目の殺人は、千葉県の精神病院に入院しているときの犯行でした。Qさんは病院からの外出時、新宿の路上で通りすがりの女性を何の理由もなく刺殺しました。そして、二度目以降の殺人は、精神病院の中の事件でした。二度目の殺人は千葉県の病院における絞殺でした。

さらに八王子の病院で入院中の患者を絞殺したQさんは、しばらく警察が身柄を確保した後、精神病に罹患《りかん》しているということで不起訴となり裁判にもかけられず、松沢病院に転院してきたのです。

そして、松沢病院において彼が起こした四度目の事件は、保護病棟に長期入院していた男性患者を窒息死させたものでした。事件当時被害者の患者は一般室、Qさんは保護室にいましたが、Qさんは日中開放の状態でした。

加害者の供述によるものなので、真相ははっきりしませんが、Qさんは被害者の患者が「うるさいので殺してやろうと思って」部屋にいき、ベッドで押さえつけて、おとなしくなるまで、すなわち被害者が息絶えるまで、口の中にティッシュペーパーを一枚ずつ詰め込んでいったのだと話しています。

被害者の患者が「うるさい」というのは、Qさんの言うとおりでした。被害者は小児分裂病として十歳ごろから精神科に長期入院をしていました。気に入らないことがあるとすぐ大声をあげて喚《わめ》き散らし、だれかれ構わず殴りかかる患者でした。

この事件は、病院の管理責任をめぐって、被害者側の家族が裁判を起こしました。これまで複数の殺人を犯しているQさんに対して病院側の対応が甘かったのではないかというのが、訴えの内容でした。裁判では病院側の責任は認められず、訴えは退けられました。

Qさんは「静かな殺人者」でした。彼の中には、激情というものは存在しないようでした。また江藤君のように、ある対象に対して明確な被害妄想を持ち、その人物を敵として立ち向かっていくこともありませんでした。これは後で述べますが、Qさんのような殺人者は「サイレント・キラー」と呼ぶのが適当だと考えられます。

彼は統合失調症と診断されていましたが、明確な症状が判断しにくい患者でした。現在はあまり使用しませんが、「類破瓜病《はか》（ヘボイドフレニー）」という概念がありま す。破瓜病（破瓜型あるいは解体型、へベフレニー）とは、統合失調症の亜型の一つで、潜在的な発症、慢性的な進行と末期における人格の荒廃が特徴的な疾患です。類破瓜病は、この破瓜病と精神病質（サイコパス）の境界的な疾患であると考えられています。類破瓜病では、症状の進展がゆるやかで、反社会的・非道徳的な行動がしばしばみられます。Qさんはこの疾患概念にあてはまる患者でした。

彼の場合は、普通の感情が枯渇しているような様子がみられました。殺人を犯すということに対する逡巡《しゅんじゅん》はまるでないようでした。また、自分の起こした事件のことを悔いる様子もみられません。病棟で医師に会うと、Qさんはしきりに自分の措置入院は不当であり早く解除してくれと訴えました。小柄な彼はいつも眉毛《まゆげ》をそり、マジックペンで黒く太い線を書き込んでいました。

殺人を犯したQさんの身柄はいったん警察が引き取りましたが、司法当局が関与したのは、それだけでした。裁判も新たな精神鑑定も行なわれず、Qさんはまた住み慣れた松沢病院の保護病棟に戻って来ました。そして、現在でもそこにいるのです。

二

ここ数年、日本においては凶悪な殺人事件が増えている印象があります。しかし、統計的に見ると必ずしもそれは正しくありません。戦後間もない時期と比較すれば、最近数年における殺人の件数はその半分程度で、近年増加しているわけでもありません。が、動機や理由の判然としない、あるいはごく些細《ささい》な動機による残酷な事件が増えていると感じている人は少なくないと思います。二〇〇三年十一月に大阪河内長野市で起きた、十代の少年と少女による家族殺傷事件はその典型でしょう。この事件で犯人の二人はお互いの家族を殺害して一緒に暮らし、その後心中することを計画していたと供述しています。

もちろん、こうした「不透明な」事件のすべてに、精神に病を持つものが関係しているわけではありません。あるいは、加害者に精神疾患の可能性があると詳細な報道が控えられるため、事実がわからなくなっているという側面もみられます。また司法的にも加害者が精神障害者である場合、殺人などの重罪を犯していても大部分が検察の裁量で不起訴となり、以後の情報が途絶えてしまうことになります。

「理解することが困難」な殺人事件に関して、「管理」されていない、あるいは治療を受けていない精神疾患患者はどの程度関連しているのでしょうか。それは興味のある点です。また社会政策上も重要な視点とも言えます。

この点において、以前から二つの極論が存在しています。

その一方にあるのは、野放しになっている危険な精神科患者をなんとかせよ、早急に隔離収容して二度と社会に出してはならないという議論です。

すでに十年以上前に、ノンフィクション作家の保阪正康《まさやす》氏は「通り魔野放し『人権天国』での自衛」(「新潮45」一九八八年八月号)という論文において、改正された精神保健法に基づき危険な精神障害者が簡単に社会復帰するため、通り魔的な殺人が増加する危惧《きぐ》を指摘しています。彼はその典型的な例として、精神病院に入退院を繰り返し十七回の検挙歴のある男性が、朝の新宿駅のホームで見知らぬ女性を突き落とし死亡させた事件をあげています。

しかし、こういう議論と正反対の意見も存在します。いわゆる「人権派」の医師や弁護士、あるいは「新左翼」的な理論家は、日本の精神科患者の処遇は先進国の中で最低・最悪であり、人権がまったく守られていないと訴えています。さらに社会防衛を理由に犯罪を犯した精神障害者に特別な措置（いわゆる保安処分）をとることは、精神障害者を差別し抑圧することだと論じます。たとえば日弁連（日本弁護士連合会）・精神医療問題小委員会委員長である弁護士の伊賀興一《おきかず》氏は、触法患者の問題の解決にはまず何よりも精神医療の質を改善すべきであると述べています。

……家族や、医師が、サインを見過ごすために、事件を起こしてしまうという問題もありそうです。医療がきっちりと見られる、また、社会が危機介入するような視点を持てば、ほとんどの場合、事件は防げるのではないかと思います。（中略）在宅の患者さんが治療中断などにより重篤《じゅうとく》な状況になる前に地域医療の中で危機介入ができないと、事件を起こしてから特別処遇を行ったとしても、結局、事件は防げないということになります。（「法学セミナー」二〇〇一年十一月号）

確かにこうした「人権派」の議論は、多くの点で事実をついています。欧米と比較すると日本の地域医療は貧弱です。精神病院の数は多いのですが、その施設は国公立の病院においても老朽化し環境的にも恵まれていないものが多く、プライバシーの点、医療レベルの点からいっても他の先進国とは比較にもならない点が少なくありません。特に、施設面の貧弱さは、隠しようがありません。

また現在の日本の社会において、触法精神障害者を政策的に厳重に管理するとなると、精神障害者に対する差別はさらに大きいものになることは確かでしょう。患者のプライバシーが、きちんと守られない可能性も大きいと考えられます。たとえば精神科に一度入院しただけで、当局の「ブラックリスト」に載るかもしれません。公的機関からの個人情報の流出も心配な点です。しかし、触法精神障害者に関して現状のままでよいのかというと、それはやはり問題であると思います。

保阪氏らのような論者を、「人権派」に対して「保安派」と呼ぶこととします。人権派の議論が精神障害者を社会的な弱者として保護しようとやや教条的に主張するのに対し、保安派は彼らに対する「心神喪失」や「心神耗弱《こうじゃく》」による免責規定（刑法三九条）そのものを廃止すべきだと主張しています。

……なぜ殺してしまったのか、動機は、怒ったり悔しがったり欲ばったりという、その程度の契機は説明してくれても、なぜ殺したり火をつけたりしたのかの説明には、ならない。説明がつかなくても、犠牲者がいるのである。動機が不可解だからといって、犯人を裁かないことにしようというのは、それこそ不可解な発想ではないだろうか。(中略)

近代刑法が裁こうとしているのは、あくまで犯行の動機(悪意)であり、刑罰を正当化できるのは、個人にのみ責任能力があるという前提に立つからにほかならない。心神喪失への不可罰は、精神障害ゆえに動機を裁けず、責任能力がないゆえに刑罰を正当化しえない、というフィクションに基づいている。(日垣隆『偽善系』文春文庫)

二〇〇一年に大阪の池田小学校で起きた児童殺傷事件をきっかけにして、英国の施設をモデルに、触法精神障害者を対象とした「特殊施設」を新設する動きが高まっています。この特殊施設は、池田小事件の犯人に精神科治療歴があったため、彼を「野に放たない」ために案出されたものでした。

ところが皮肉なことに、犯人は過去に措置入院での治療歴があり精神科患者と診断されていたにもかかわらず、検察側は精神疾患の存在を誤診であったと否定し、死刑の求刑を行ないました。裁判の展開は世論のこの犯罪に対する恐怖と憎悪《ぞうお》を反映した結果になり、二〇〇三年八月の一審で死刑判決が告げられました。その後被告が上告しなかったため、この判決が確定しました。

日本の裁判では、精神疾患患者は処罰しないことを原則にしています。しかし、しばしば司法機関は世論に迎合し、過去においても明らかな統合失調症患者が死刑囚として処刑されたケースが存在しています。司法のスタンスは定まっておらず、世論やマスコミの糾弾の強い事件においては、加害者に厳罰を課しているのです。もし欧米のような特殊病棟ができれば、こういう事態も変化するかもしれません。

果たして今後政府が本気で新しい保安施設を開設するかどうか予測はできませんが、前節で述べたQさんのような患者に対しては、やはり専門的な特殊病棟が必要であると考えます。犯罪あるいは殺人の嗜癖《しへき》者というべき患者は、必ず一定の割合で存在するからです。

三

犯罪にあまり興味のない人でも、一九八八年に起きた連続少女誘拐殺人事件の犯人であるM君について、はっきり記憶している人は多いことでしょう。それは、事件から十年以上経過した現在に至っても、簡単に言葉にすることが困難で、衝撃的な事件でした。

この事件の理解しづらさについて、劇作家のつかこうへい氏は当時、次のように語っています。

シェイクスピアでも人を殺しておいて、その家族に骨を送りつけたりするというのは考えつかなかったと思うんです。芸術家が現実より一歩先に行くことはもう不可能だとわかっていますが、一歩遅れて歩いていっても、想像がつかない事件が、近年多くなっていますね。(「中央公論」一九八九年十月号、小田晋、吉岡忍氏との鼎談)

M君は犯行後に被害者宅へ骨を送りつけるだけに留まらず、被害者の手首や首を切り、死体をビデオカメラで撮影までしていました。私は、無表情の上ぶっきらぼうな様子で、警察官に連れられて犯行現場付近を歩き回る彼のテレビ画像を鮮明に記憶しています。

その時、M君は、「静かな殺人者」(サイレント・キラー)のように見えました。私には、いわゆる快楽殺人者たちが殺人を犯そうとするときの、性的欲望と殺意が一体になった煮えたぎるような情熱を彼の内面に感じることはできませんでした。

この事件については、すでにさまざまなメディアで克明に報道されています。また裁判記録については、作家・佐木隆三《りゅうぞう》氏の詳細な記録が出版されています。

精神医学の枠内においては、司法鑑定の結果について大きな議論を呼んだのも、この事件の特徴でした。

初回の鑑定者（慶応大学医学部教授・保崎秀夫《ひでお》氏＝肩書きは当時、以下同）と再鑑定における三人の鑑定者（帝京大学文学部教授・内沼幸雄《ゆきお》氏と東京大学医学部助教授・中安信夫《のぶお》氏および関根義夫《よしお》氏）の診断はすべて異なったものでした。とくに、内沼氏と中安氏の論争は、東大の先輩後輩の間柄でありながら、その後も長く続く泥仕合の様相を呈しました。

まず保崎鑑定の結果は「人格障害（精神病質）」でした。この診断は、M君のこれまでの経過において、明瞭《めいりょう》な幻覚・妄想などの病的体験の出現が認められないことを根拠としています。精神病質というのは、一般的には必ずしも病気を意味していません。これは、異常な性格あるいは性質という程度の意味です。これに対し、内沼・関根鑑定の診断は「多重人格」であり、中安鑑定は「精神分裂病」でした。多重人格という診断はM君の証言の「不連続的な多様性」から導きだされたものでした。一方、彼の人格のゆるやかで病的な解体に着目したのが中安鑑定の結論でした。

司法鑑定は、数名の医師が協力して診断をつけることが普通であるのに、再鑑定における結果が二つに分かれたことは異常な事態でした。さらにそれ以上の問題として、次のことがあげられます。すなわち、一人の症例に対して、社会的に権威のある大学病院精神科の専門家の意見がこのように大きく異なったことは、精神医学の無力さ、いかがわしさを公衆の面前にさらけ出す結果になったと言えます。

このことは、精神医学にかかわるものの一人としては、とても残念なことでした。しかし、それがある面の真実を含んでいることも確かです。精神医学は現在も未熟な医学です。精神医学は、病気のことも、脳のことも、自信を持って語れるものはごくわずかしか持っていないことを認める必要があります。

内沼氏は後輩である年下の中安氏が自分の診断に従わなかったことが現在でも不満らしく、学術誌などでさかんに攻撃を加えています。こうした態度も、また大人気ないものです。

私は知人に借りて、三冊の鑑定書のコピーに目を通しました。以下、M君の診断についで述べていきます。

私見では、中安鑑定の「精神分裂病」という診断が、一番妥当ではないかと考えられます。というのは、M君の言動を詳細に見ていくと、その根底には「スキゾフレニック（精神分裂病的）」なルールが存在することがわかるからです。彼の犯行ははっきりした目的が欠落している印象があるとともに、細部へのこだわりに常識人には理解し難いものがみられます。「人格障害」という診断も必ずしも誤りではないと思います。というのは、精神分裂病（統合失調症）の症状は人格障害と類似することがよくみられるからです。しかし、「多重人格」というのは、完全な誤診でしょう。

ここで「多重人格」という病名に関して、少し述べておく必要があるでしょう。この診断名はアメリカ精神医学会の診断基準（DSM—Ⅳ）では「解離性同一性障害」という名称であり、次のような内容です（精神疾患の公式な診断名として、このアメリカ精神医学会の基準がよく使用されます）。

A　2つまたはそれ以上の、はっきりと他と区別される同一性または人格状態の存在。

B　これらの同一性または人格状態の少なくとも2つが、反復的に、患者の行動を統制する。

C 重要な個人的情報の想起が不能であり、ふつうの物忘れで説明できないほど強い。

D この障害は物質または他の一般身体疾患の直接的な生理学的作用によるものではない。

世界的には、北米以外では多重人格という疾患そのものの存在にも疑問が持たれています。その点はいったん保留とし、M君が多重人格の診断基準に該当するかどうか検討してみましょう。

内沼鑑定では、M君には、「幼稚な部分と哲学的部分が混在した被告本人」、「衝動的殺人者である子供」、「冷静な人物」、「犯行声明を書いた『今田勇子』」の少なくとも四つの人格があると述べられています。医学的に多重人格の診断には、人格の交代が過去に確認されていることが必須《ひっす》です。その場合でも、さらに人格の交代が治療者によって誘導されたものでないことを示す必要があります。後者の点についてひとこと付け加えると、神経症的傾向の強い患者においては、治療者の「好み」の患者を演じようとする傾向が意識的にも、無意識的にも強いからです。つまり、ある種の患者においては、「多重人格」が治療者によって、誘導され、捏造《ねつぞう》されるのです（これと同様のことが、アメリカの裁判における「偽《にせ》の記憶」の問題でしばしばみられました。カウンセラーによって誘導された小児期における性的虐待《ぎゃくたい》などの「偽の記憶」によって、多くの人々が無実の罪で告発され投獄されました）。

内沼鑑定において、鑑定者は彼の人格が交代する瞬間にまったく立ち会っていません。さらに問題なことには、M君の過去の経過において、複数の人格が存在することが第三者によって確認されたということもありませんでした。したがって、M君が多重人格であるという診断には、最も重要な点において全く根拠が無いわけです。

内沼氏の言う多重人格は、M君が通常では理解し難い、相反するようなさまざまな性格の側面を持っているということを表しているにすぎません。そしてそれらの点は、精神分裂病（統合失調症）でみられる自我障害の症状とみなすことが適当です。

M君の行動で一番目を引くのは、殺人そのものより、その行為の細部です。彼は自分の行動について、自筆の手紙の中で次のように語っています。少し長くなりますが、引用してみます。

「おまえは、テニスとか鉄棒とか川遊びとか、女性の太ももなど下半身をよく写真に撮るから性欲の目的だろう。マスタベーションの目的だろう。」と勝手に決めつけてきましたが、私は違います。
よく「投稿写真」とか、アイドルの私生活を写した写真マニアの読者が投稿する写真雑誌が存在し、「この写真は自分しか持っていないんだぞ」と威張ること自体が実際に流行《はや》っています。（中略）
このような、「コレクションすること自体」が「目的」となり、撮れた写真のかん美さや善し悪《あ》しの評価の気持ちなど心に湧《わ》かず、ただただ「増えたなあ」と、「モノが増えたこと自体」に満足を覚えるマニアの趣味は現実にあるのです。（中略）
だから、太もも等の下半身を撮るのは「性欲」の目的ではなく、『モノ』を「集める」のが目的だからです。
鑑定書の中には、M君が自ら描いた幼女の死体の絵がついています。
遺体の幼女は足を大きく開き性器を露出させ、奇妙な格好で横たえられています。そして、それを見るものが何よりも驚くことは、遺体をビデオカメラで撮影しているM君自身が、絵の中に描かれていたことです。彼の本当の興味は、殺人そのものではなく、幼女の死体を撮影するという行為にあったのかもしれません。

この絵を、単に異常といってしまうことは、簡単でしょう。しかし、この言葉にできない違和感をどう表現すればいいのでしょうか。この絵が与える戦慄《せんりつ》は、当たり前の現実の世界をすべて否定し拒否しているかのようにも感じられます。

M君は、このような行為をしたことについて、次のように語っています。

――ではなぜ裸を撮ったのか。

「私は、幼い頃の風呂《ふろ》上りの体を布団《ふとん》等で冷やした時の心地良さを『裸』というものに見いだすので、この山（私の外のお部屋）でこの子の心地良さそうな姿を撮っておけば、自室の『お部屋（母胎）』の中の『TVのお部屋』で再生して見ることができ、自分の幼かった頃の甘い感じに包まれそこに入いり込んでひたることが出来るから」

――なぜドライバーや指を突っ込む所を撮ったのか。

「私はまず、性欲目的ではなく、写真でもビデオでも『集めること自体』を趣味としていて、友達に自分の集めた物を見られてしまった時、『こんなありきたりなものでは価値ないぞ。人のみっともない瞬間が写っていなければ価値ないぞ。集収マニアのはじさらしだ。』などと言われては私の集収マニアとしての誇りが丸つぶれになるので、マニアが貴重視する『みっともない瞬間』を撮ったものを『集める』ようにするためなのです。

だから、ドライバーや指を突っ込んだのは、『どうだ、汚ない小便がふきとれていないような汚い穴がドライバーや指でブヨブヨ、グニョグニョ動くみっともない瞬間を撮っておけば、人に見せはしないが、集めマニアの誇りは立派に守り通せる』と思ったからです」

M君はいったい何を語っているのでしょうか。多くの人が、この彼の文章を読んでただ当惑するのではないかと思います。それとも、M君はいい加減な出鱈目《でたらめ》を、ただ思いついたまま語っているだけなのでしょうか？

照明を受け明るかったはずの舞台が突然暗転し、一瞬のうちに闇《やみ》に覆《おお》われることがあります。M君の文章を読むと、そのような感覚に捕われてしまいます。日常の自明であるはずの行為の意味が突然消失してしまう、そんな感覚を味わいます。M君の書いたその絵の周囲には、闇の世界から来た魔物が跳梁《ちょうりょう》しているかのようにも思えます。そこで、言葉は本来持っていた意味を持てなくなり、ただ拡散していくだけになります。私たちが確かな現実であると信じている出来事は実は虚構であり、

M君の行為の方が実は人間のあるいは世界の真実の姿に近いのではないか、そういう不安な思いにかられてしまう。確固たる事実であると信じている事象のほんの皮膚一枚剝《は》いだ裏側には、空虚で不安と恐怖しか存在しないM君の世界が広がっているのです。これがまさにスキゾフレニック（精神分裂病的）な世界です。

精神分裂病（統合失調症）という診断の精神医学的な根拠について、さらに追加しておきましょう。まず特徴的なのが、M君にみられる思考と言語の病理です。彼の会話の中では、「的外れ応答」や「漠然《ばくぜん》として曖昧《あいまい》な反応」を中心とした思考の連合弛《し》緩《かん》が目立っています。法廷における次のやりとりのように、質問に対して奇異で無関連な応答がよくみられています。

裁判官「裁判所に対して、言いたいことは？」

M君「小さい車に乗りたい。三輪車か、バイクか、足でギーコギーコこぐ車に、いつも乗りたい。私が免許を取りたいと思ったのは、小さい車に乗っていたからで、懐《なつ》かしい」

さらに、「肉物体」、「骨形態」など彼独特の言語新作（新造語）が加わっています。

こうした所見は精神分裂病（統合失調症）に特徴的なもので、「奇妙で独特な思考」の産物です。

M君の例では、華々しい幻覚や妄想などの病的体験は目立ってはいません。しかし、小児期から次のような、被害念慮、被害妄想などが断続的に出現していることも、精神分裂病（統合失調症）の診断を支持するものです。

道で擦れ違ったら、何人かいて、こっちを見ていた。視線を送っている最中だった。そのあと大人と擦れ違った。大人もグルじゃないかと思った。後ろを振り返って見たら、大人も一緒にいて急に人が増えていた。（M君）

バイトの女の子が、なにげなく店内を見ていたら、一瞬、ある男の人（注＝M君）と目が合ったんです。そのときは何事もなかったけれど、しばらくして店に電話がかかってきて、「なんで、さっきはおまえは、おれのことをじろじろ見ていたんだ」って、怒鳴ったんですって。「あやまれ、あやまれ」って、あまりにしつこいんで、「すみませんでした」っていうと、やっと電話を切ったそうです。（「週刊テーミス」一九八九年九月十三日号、近所の店主の証言）

さらに急に脈絡もなく、不合理な考えが浮かんで来ることもあります。これを妄想着想と呼びます。

本当の両親は別のところにいるんだ、とぴーんとわかった。（M君）

この「両親は偽者《にせもの》である」という妄想は天啓のようにひらめいたと記載されていますが、替え玉妄想（カプグラ症候群）と呼ばれるものです。こういった症状に加えて、倫理感情の麻痺《まひ》あるいは欠落、感情鈍麻《どんま》、突然出現する不機嫌状態と衝動行為が伴っています。感情の浅薄さについて、彼は法廷で自ら語っています。

裁判官「いいわるいは別にして、殺すのは可哀相《かわいそう》だとは思いませんか」

M君「そんなのない。可哀相という感情がない」

最後に、精神分裂病（統合失調症）の診断にもっとも重要な点は、慢性で緩慢に進行した彼の社会適応の低下です。中学時代、有名私立高校に入学できる実力のあったM君は、やがて一般の仕事をこなすこともできず、自宅で自閉的な状態に陥りました。

これは病気の進行による日常生活能力の低下をそのまま反映していたのでしょう。そして中安鑑定で指摘されているように、M君の表情の乏しさ、不潔な身だしなみと視線を合わさない態度は、典型的な精神分裂病（統合失調症）患者の表出症状であると言えます。

公判では死刑を求める世論に動かされたせいか、彼の精神障害はまったく考慮されませんでした。しかし医学的に見るならば、犯行時の責任能力の判断は別にしても、M君は明らかに精神分裂病（統合失調症）に罹患《りかん》していると考えられるのです。

第五章

murders due to hallucinations

幻聴と殺人

一

この章までに、重大な犯罪を犯した精神疾患、それも統合失調症の症例をいくつか取り上げてきました。その犯行の多くには、幻聴の存在が関連していました。しかし、はっきりとした動機がないにもかかわらず、幻覚の一種である幻聴が原因で殺人を犯すということは、一般にはなかなか信じ難いかもしれません。そもそも、幻聴とはいったい何でしょうか。

幻聴が単独で存在することは多くありません。むしろ幻聴は精神症状の一部にすぎず、同時にさまざまな病的体験が存在していることが普通です。幻聴のある患者は、被害妄想や関係妄想などの妄想、あるいは世界没落体験（世界が崩壊し終末を迎えると確信する心理的な体験で、強い恐怖を伴う）につながる不気味な妄想気分などを感じていることがしばしばです。しかし、実際はこれらの症状ははっきりと区別できるものではなく、渾然《こんぜん》一体とした状態で存在していると思われます。幻聴と他の症状が同時に作用し、ある特定の患者を殺人へと向わせるのです。

幻聴は患者の脳の中の症状ですが、通常、聞こえている本人は、外部から音声が入力されているという感覚を持っています。ここで問題となることは、脳という自己の内部で起こっている出来事が、自己に所属していると認識できないことです。これを認知心理学的には「自己モニタリングの障害」と呼びます。

人間の脳においては、思考などの高次脳機能も含めた「随意運動」に関して、自らが起こそうとする行動をあらかじめ脳の他の各部位に伝達する機能があります。この現象を、「随伴発射」と呼びます。たとえば自己の声を発する時、随伴発射の作用により、発語する以前に、事前にそのことが脳の聴覚野に伝達され、その結果自分の声と外界からの音声の区別が行なわれます。統合失調症においては、このような随伴発射による自己認識のシステムに障害があるという仮説が提唱されています。すなわち、自分の声を他人のものと認識してしまうのです。

たとえば第三章で述べた江藤君は、元来自己のものであった想念を他者からのものであると認識し、その圧倒的な迫力によって隣人二人の殺人へと駆り立てられたと考えられます。奇妙に思えるのは、幻聴の内容が、患者の個性にかかわらずそれほどバラエティに富んだものではないことです。患者の経歴、職業、あるいは国籍さえも関係しないことが大部分で、むしろ画一的といってもいいほどです。言葉はさまざまですが、内容的に急性期における幻聴は、他者への攻撃の指示と、自己の行動への批判・非難に大別されます。どちらも根底にあるのは被害妄想で、幻聴は周囲の世界に対する根深い猜疑《さいぎ》心と密接に関連しています。幻聴に対して患者が逆らうとそれに対して反論してきたり、行動に対していちいち幻聴が口をはさむような現象もよくみられます。

江藤君の幻聴は他者への攻撃を指示するものでしたが、自己への攻撃や非難も頻繁に見られます。その場合は患者自身は、耳元で「このバカヤロー、死んじまえ、お前なんかさっさと死ね！」などと言われているように感じます。幻聴の内容に抵抗できないことも多く、自殺の危険は非常に高いものになります。不安・焦燥感が強い場合は、これに拍車をかけます。統合失調症患者の唐突な自殺は、こういった幻聴が原因であることが少なくありません。

逆に患者にとって都合のいい内容、たとえばあこがれている異性からの囁《ささや》きなどの、「良性の」幻聴はあまり多くみられません。

幻聴の内容が画一的であることは、興味深い現象です。脳科学的に見れば幻聴という現象は、脳機能の一部が障害されている状態において、まだ機能が保持されている部分の脳のリアクションを示していると考えられます。フロイトやユング流の力動心理学的には、人間の精神の深層には共通した「無意識」が存在しているため、その結果類似した無意識の心的内容が発現すると言えるのでしょう。

江藤君のような統合失調症の患者は、自分の犯した殺人について深く思いをめぐらせることはありません。彼らは、好んで殺人を犯しているわけでもなく、殺人自体を快楽としている、精神病質（サイコパス）の殺人者とは明らかに異なっています。

統合失調症患者は自分の起こした事件を明確に認識していないことさえ少なくありません。事実関係を完全に忘却していることもみられます。覚えていても無関心であったり、記憶もはっきりせず、ぼんやりとしたものであることが少なくありません。

北米にある海外の公使館でコックをしていた楢崎三郎さんは、同性愛の関係にあった書記官を、妄想状態にある時刺殺しました。彼は直ちに日本に送還され、不起訴になり措置入院となりました。薬物療法で症状が改善した数か月後、私は事件のときどういうことがあったか、彼に聞いてみました。「みな夢の中の出来事のようだ。みんながそう言うので、確かに自分が相手をナイフで刺したと思うけれど、まったく思い出せない」。彼は淡々とした調子で言いました。真剣な彼の表情を見ると、彼が嘘《うそ》を言っているようには思えませんでした。

彼らには、事件を起こすときの内的なパワーは非常に強力であるにもかかわらず、「殺人」という行為そのものに対しては、感情的に関与しない傾向がみられます。この意味では、一般の怨恨《えんこん》による殺人や、恋愛のもつれによる殺人などとは大きく異なっています。

私が知っているある統合失調症の例では、自分で殺害した恋人の女性の死体を六畳一間のアパートの部屋の中に一か月放置したまま、死体の隣にふとんを敷いて、何事もなかったかのように暮らしていました。彼は自ら殺害した死体とともに生活をして、恐怖心や後悔を感じるということも全く無かったようです。

精神病質と統合失調症は、精神医学的にははっきり区別できない部分がありますし、両者が重なっていると考えるのが適切なケースも存在しています。前に述べましたが、統合失調症においても、幻聴や被害妄想などの症状がはっきり出現しないこともあります。破瓜《はか》病といわれるサブタイプがこれにあたります。

このタイプで目立つのが、自閉的傾向や社会的な引きこもりです。ただ長期の経過で見ていくと明らかに人格の解体が進んでいくので、診断はそれほど難しくはなく、精神病質との区別は通常容易です。

しかし問題になるのは、単純型分裂病や類破瓜病と呼ばれるサブタイプです。こうした統合失調症の亜型においては、疾患の進行は非常にゆっくりであり、人格解体は明瞭ではありません。ドイツの精神医学者リングクネヒトは、さらにこうした患者の中で犯罪と親和性の高い一群を「犯罪性類破瓜病」と命名しています。彼はこれらの症例の特徴として感情面での変化をあげ、他愛感情の欠如、目的表象に感情が伴わず、行為の結果が自分自身を損なうことにも無関心である点を指摘しています。これらの症例においては、社会的な不適応行動が目立つ場合が多く、精神病質との鑑別は容易ではありません。

精神病質は通常、感情と対人関係の障害と社会的な異常性から診断されます。精神病質と言うと猟奇的な連続殺人犯を思い浮かべてしまいがちですが、それはごく一部であり、非常に多くの精神病質者がわれわれの身近で生活しています。実験心理学と認知心理学の分野で精神病質を研究してきたカナダのロバート・D・ヘアは、精神病質がありふれた存在であることを次のように述べています。

『羊たちの沈黙』という本と映画が世に出まわって以来、記者やテレビのインタヴュアーたちが、物語の主要人物、すなわち優秀な精神科医であり食人鬼的な殺人鬼であるハニバル・〝カニバル〟・レクターは正確なサイコパスの姿として描かれているか、と私に尋ねてきた。

たしかに、物語に描かれているかぎり、レクターはサイコパスの特徴を数多くもっている。自己中心的で、傲慢《ごうまん》で、冷酷で、人をだますのがうまく、良心の呵責《かしゃく》がない。（中略）レクターがサイコパスだとしたら、典型的なサイコパスとはほど遠い。（中略）連続殺人犯というのは、ひじょうにまれな存在なのだ。北アメリカには、おそらく百人もいない。それに対して、サイコパスのほうは、おそらく北アメリカに二、三百万人はいる。（ロバート・D・ヘア『診断名サイコパス』小林宏明訳、早川書房）

彼らは良心や他人への思いやりに欠け、罪悪感も後悔の念もなく社会のルールを破り、他人の心を裏切り引き裂く行動をとります。

この精神病質者の犯罪行為においては、統合失調症とは異なり、「楽しんで」、あるいは「喜んで」犯罪を犯す傾向があるのが特徴的です。また、統合失調症ではある時点から病気が発症するわけですが、精神病質については生まれた時から精神病質であると言うのが適当でしょう。子供における精神病質も存在するのです。

精神病質といっても、必ずしも知能が低いわけではありません。知能の高いサイコパスは、有名大学や研究機関のような場所にも結構在籍しています。学生だけではなく、教官の中にもみかけます。精神病質、とくに犯罪性の精神病質の人には前頭葉における脳の微細な損傷がみられるという見解も存在しています。しかし、これはまだ確立された所見ではありません。

次に引用するのは、アメリカの有名なミステリ作家であるディクスン・カーの小説の一節です。ここには、精神病質の殺人者の本質がよく描写されています。

「彼のいうには、『一種の衝動として、ときにはゆっくりと思考の過程をとって、血を見たいという気持に襲われるんです。男でも女でも、けものの血でもいい。性欲のような感じではなく、血に餓《う》えたような、殺すことによってみたされる感じです。それとも、美術品に陶酔する気持といったほうがいいかもしれない。恐ろしく強い感情なんです』というのでした」

「まったく、彼のようすをあなたにも見せたかった。吊《つ》り下がった裸電球の下で、小さな白い椅子《いす》に坐《すわ》り、膝《ひざ》に手を置いて、わしのほうに笑顔を向けるのです。しゃべっているうちに、目がますます大きくなり、微笑が顔一面にひろがってゆく。その手は、柔らかくて白い手でした。顔と同様死人のような白さで、茶の頬ひげもきれいに刈りこんであったが、なんだかしみに喰われたように乱れて見えるのでした」(ディクスン・カー『夜歩く』井上一夫訳、創元推理文庫)

また人気作家であるパトリシア・コーンウェルは、『検屍官《けんしかん》』(相原真理子訳、講談社文庫)の中で、登場人物の一人に、サイコパスの犯人についてこう言わせています。

「……なぜこうなのか、ああなのかとあれこれ推測しても、はっきり断定することは永久にできない。たとえば犯行の動機だ。母親に虐待《ぎゃくたい》されたのかとかいたずらされたのかとか、いろいろ考えられる。もしかしたら、世間を軽蔑《けいべつ》していることを示して、社会に復讐《ふくしゅう》しているのかもしれない。だがこの仕事を長くしていると、一番聞きたくないと思っていることを信じるようになる。つまり、殺人犯の多くは、殺すことが楽しいから殺人を犯すってことだ」

かなり低い年齢においても、精神病質による凶悪犯罪は記録されています。

十年ほど前の英国における事件ですが、ジョン・ベナブルズとロバート・トンプソンという二人の十歳の少年が、リバプール郊外で二歳の幼児に激しい暴行を加えて殺害し、線路の上に死体を置き去りにしたという事件がありました。彼らは、不登校、万引きなどの常習犯で、学校においても壁に自分の頭を打ち付けたり、同級生の首を絞めるなどの奇行が見られていました。

その二人の子供は、逮捕後もまったく反省する様子は見られませんでした。彼らは、現在では出所し、名前を変えて一般社会で暮らしています。このケースの場合、加害者はアメリカ流の診断基準でいえば、「注意欠陥多動性障害」（ＡＤＨＤ）に該当します。この疾患の示す症状と精神病質は、思春期においてしばしば重なり合っています。

二〇〇三年七月に長崎市で、四歳の幼児をビルの屋上から投げ落として殺害するという事件が起きました。この事件の犯人である十二歳の少年も精神病質であった可能性が大きいと考えられます。

染色体異常でも、精神疾患や犯罪の確率が高くなるものが知られています。しかし、それに対する反論もあります。たとえばＸＹＹ症候群と呼ばれる性染色体の異常疾患においては、犯罪を犯す傾向が大きいと報告されてきました。しかし、現在では必ずしも支持されてはいません。

また二十二番の染色体異常である、いわゆる「キャッチ22」は戦争小説のタイトルにもなっていますが、精神病の発症率が高いことが報告されています。このキャッチ（CATCH）という名は、この染色体異常による代表的な五つの症候、血管異常（Cardiac defects）、特有な顔貌《がんぼう》（Abnormal facies）、胸腺《きょうせん》低形成（Thymic hypoplasia）、口蓋裂《こうがいれつ》（Cleft palate）、低カルシウム血症（Hypocalcemia）の頭文字をとって名付けられたものです。

二

次は、内田孝君という患者による、幻聴に基づく殺人事件の記録です。

「六日夜、東京・S区の住宅街で、N大生が下宿先の父娘二人を文化包丁で惨殺、隣家にも押し入り、母子三人を殺害するという大惨事が起きた。（中略）N大生は『下宿のテレビの音と、隣の家の子供の声がうるさいので、十日前から文化包丁を買って殺害の機会をねらっていた』と犯行動機を自供した」

「犯行後、内田は自室に戻り、返り血をあびたズボンとくつ下をはきかえ、自転車で自室を出て、同派出所前で職務質問を受けた。取り調べに対し内田は『静かにするよう、再三申し入れたが、改まらないため、決行した』と、平然と犯行の動機を自供した。取り調べを受ける内田は、犯行の動機を問いつめられた時、一瞬、たじろいだものの、犯行の経過や経歴などについては、ケロッとした表情で供述した」

（読売新聞　昭和五十七年十月七日）

「特捜本部は事件後、七日未明までかけて、殺された五人の検視を行った。この結果、内田の下宿先のM・Sさん（九五）は、胸を一突きにされ、Mさんの二女S子さん（六五）は、胸、背中などに十か所の刺し傷があった。K君は全身十八か所、Sちゃんは十か所、母親のA子さん（四四）は二十四か所もの傷が確認された」（同夕刊）

　これらの記事は当時大学生であった内田君が、下宿先のアパートなどで五名を殺害した際の新聞の第一報です。当初、内田君が精神科患者であったことはいくつかの新聞社は把握しておらず、そのため一部実名で報道されていました。

「音に対して考えられないような過敏な反応をする人間が出る背景には、過密な現代社会がある。子供の泣き声まで怒りを感じるのは、明らかに異常と思えるが、音を出す側も、今は他人に思わぬ迷惑を及ぼすこともあり得る社会にいるということを知るべきだ」

　これは同じ日の読売新聞に掲載された、作家・上前淳一郎氏のコメントです。しかしコメントは的はずれであり、彼が殺人を犯したのは現代社会のせいではなく、病気によるためでした。

事件を起こした内田君は、当時二十二歳でした。彼は東京都の三多摩地区に生まれました。幼児期、小児期にとくに大きな病気には罹患《りかん》していませんし、問題行動も出現していません。

父親は市議会議員、母親は専業主婦で、ほかに姉が一人いました。事件当時、姉は有名女子大を卒業後、保育園で保母の仕事をしていました。経済的には比較的恵まれた家庭で、家族内のトラブルもありませんでした。

彼の小学校の記録では、「身なりは端正、清潔で色白、はにかみや」、「落ち着いて真面目《まじめ》で明るい性格、友達とも良く遊び、迷惑をかけるようなこともない」など、後の犯罪と関連するような記述はありません。中学時代にも特に変化はみあたりませんでした。彼の様子が変化したのは、地元の都立高校に進学してからでした。

高校入学後、彼は希望校ではなかったこともあり、よく学校を欠席するようになります。成績も低下し、人間嫌いになりました。また自分が嫌な臭《にお》いを発しているという「自己臭恐怖症」の出現もみられています。その後浪人中は自室に閉居するようになり、家族ともほとんど口をきかない状態でした。おそらくこの頃から、彼はすでに統合失調症を発症していたと考えられます。

内田君は一年間の浪人の後、N大学経済学部の二部に入学しました。が、無気力、無為な状態は続き、友人は全くいませんでした。当時、神との一体感を感じて興奮状態になったり、家族に対する暴力行為が頻発していたことを考えると、犯行の数年前から、幻聴や被害妄想が活発になることがあったと推測されます。

次に示す文章は、犯行に関して内田君が書いたものです。

……こういう少々混み入った事情もありまして、私に対する大家さんの態度は、大きく変化し始めました。具体的には、私に対していやがらせをするとか、私をバカにしたような態度を取るということです。

……大家さん宅のテレビの音量が上がり始め、また、大家さんの家族の一人である上の娘さんの出す異常なまでに大きな声も気になり始めました。それは、この事件の昭和五十七年十月まで約一年と半年の間に渡って、延々と毎日続くわけです。

……さらには、自転車のカゴをこわされたり、(これは後に買い換えなければならないほどでした)トイレにアンモニアの様な異臭を放つもの(液体)をばらまかれたり、私があいさつをしないのをひどく怒ったり等々、数え上げればキリのないほどでした。

少し読んだだけでは、彼の異常性に気が付かないかもしれません。この文章の中には、重症の統合失調症患者でしばしばみられる、文法的な誤りや言語の新作などはみられません。しかし、ここで記述された内容は、事実とは異なっていました。彼の気分の根底には、明らかに周囲の人間に対する被害妄想が存在していました。そして、彼が気にしていた「音」の多くは実在のものではなく、幻聴であったことは確実でしょう。

次は犯行時に関する彼の手記です。

……部屋に戻って一休みしようかと腰をおろすと、また、Mさんのテレビの音が聞こえてきました。その音量はいつもより小さめでしたが、一か月程前からイライラしっぱなしの私には、神経を逆なでされたような気持ちで一杯でした。

……しかし、このままではこちらの気がおかしくなるのではとか、オーバーな言い方かも知れませんが、死んでしまうのではないかと考えておりましたので、意を決すると、私はMさん宅の玄関を開けました。すると何やら話し声が聞こえてきまして、いるということがわかりましたので、さらに無言の内に声のする部屋の障子戸を開け、部屋にいたMさんのおじいさんと、上の娘さんを確認し、先ず、上の娘さんの胸か腹のあたりを一、二回包丁で刺しました。するとそのおばあさんは、「そんなことをしたら、人殺しになってしまう」と私に言っていたようですが、もうすでに決意を固めていた私の耳には、制止の意味を全く失っていたのでした。

ここで彼は隣家に押し入りました。

……そこで私は、先ず台所の奥さんに近づき、腹の辺りを二〜三回刺しましたが、その時、相手は「子供のことでしょ」とか言っておったような気がします。しかし、夢中でしたので、答えることなどできず、やはり、無言のままで逃げる奥さんの背中や腹を数回刺しました。その途中で「キャー」という悲鳴を聞きました。

事件後、彼には精神障害の可能性があることがわかり、司法鑑定の対象となりました。その際の調査によって、数年前から内田君の両親は息子の病気に気がついており、何度も病院を受診させようとしていたことが判明しました。当時頻繁に家族に暴力がみられたり、奇妙な独語が聞かれたりしていました。しかし、内田君は病院受診を拒否し、全く治療は受けていませんでした。

鑑定の結果不起訴となり措置入院となった内田君ですが、入院後も「音」などに対する過敏さは持続しました。例えば、他の患者の独り言を聞き、「自分に言ってきたのではないか」と看護婦に詰め寄ってきたりします。周囲の患者に対しても緊張を解くことができず、病棟の中でも護身用と称してナイフを隠し持っていたこともありました。些細《ささい》なことから、他の患者と殴り合いをすることも珍しくありませんでした。こういう状態の基盤には、幻聴と被害妄想が根強く存在していたと考えられます。

彼には大量の抗精神病薬の投与が必要でした。代表的な抗精神病薬として、クロルプロマジンというクスリがあります。通常の使用量は急性期であっても三百から四百ミリグラム程度のことが多いのですが、内田君の場合は、常に千ミリグラム程度のクロルプロマジンが投与されていました。さらに、この他に多種多様な薬剤が併用されていました。

抗精神病薬は起立性低血圧、口渇、便秘などの副作用がみられます。副作用の軽減のために担当医がいったん薬物を減量すると、間もなく彼の被害妄想は活発になり、他の患者との間に暴力的なトラブルが発生するのです。クスリは彼の病気を治さないまでも、歯止めになっているのは確かでした。
事件から年月が経過しても、内田君には自分が病気であるという意識（これを「病識」と呼ぶ）はほとんどみられませんでした。次の文章は母親の供述書に関する彼の感想です。

……まず全般的に見ていえることは、両親は私を無理やりにでも精神病患者にしなければならなかったのではないかともいえるほどの内容であることです。
……私は今まで誰からも、もちろん両親からも、精神病だとは言われたことはありませんし、もしも本当に精神病であったなら、今までにもそのケというか、予兆があったのではないでしょうか。

内田君を病院から社会復帰施設に移す話も何度か出ましたが、結局のところ引き続く被害妄想のために、見送られることになりました。未《いま》だに内田君は、病院の閉鎖病棟の中で、入院直後と変わらぬ生活を続けています。

内田君は松沢病院では、長く保護病棟と閉鎖病棟を行き来していました。大量の薬物も電気ショック療法も、彼の妄想と暴力への傾斜を一時的に押さえ込む力しかありませんでした。彼は二〇〇三年の国会で成立した「心神喪失者医療観察法」の対象として十分該当するでしょう。

三

こういう内田君のような患者は、どこで治療するのが適当なのでしょうか。今のところ日本には、社会的に「危険な」精神科患者を収容、治療する特殊な施設は存在していません。わが国における本格的な精神病院の歴史がわずか五十年あまりしかないことを考えると、現在施設が十分に整っていないこともやむを得ない気もします。

日本の精神病患者は長く座敷牢《ろう》に収容されていたことは前述しましたが、これは法改正により禁止されてもなかなか無くなりませんでした。

十五年ほど前のことですが、私の友人が間借りしていたアパートの一階には、真っ暗な部屋がありました。彼は大家夫婦から、そこには近づかないように言われていたそうです。その部屋に住んでいたのは、大家の主人の年老いた姉でした。彼女は一日中真っ暗な部屋の中で過ごし、妄想にかられると、突然アパートの他の部屋に怒鳴り込んできたりもしました。興奮が激しい時は、クスリを多めに飲ませて、部屋に鍵《かぎ》をかけていたということです。これも、一種の座敷牢でした。

昭和三十年代には精神病院設立のブームがおこり、病床数は爆発的に増加しました。これは国策として民間の精神病院の設立に、多額の補助金が拠出されたためです。しかし多くの施設の内容はお粗末で、大部屋に二十人、三十人、時には百人もの患者を詰め込むことも少なくありませんでした。一般病院並みの環境が得られるようになってきたのは、ようやく最近のことです。

わが国では地域医療の欠落のため、現在でも精神病院が患者にとって一種の居住空間となっています。この問題を解決しない限り、精神病院の「一般病院化」はなかなか困難です。多くの精神病院では、患者は治療のためよりも、「住む」ために入院しているのが現状です。制限の多い彼らの生活は、あまり幸福そうには見えません。しかし、実のところ多くの患者はその単調さを好んでいるのです。

四

夢野久作の長編小説『ドグラ・マグラ』には、昭和初期における精神病患者の状況に関する興味深い記述が数多くあります。ここではこの小説をテキストとし、精神病についてみてみましょう。

昭和十（一九三五）年に発表されたこの作品は、文庫版で六百ページ以上に及ぶ長大な作品です。すでに出版から半世紀以上経過したにもかかわらず、いまだに『ドグラ・マグラ』はミステリファンを中心に根強い人気があります。小栗虫太郎《おぐりむしたろう》の『黒死館殺人事件』、中井英夫《ひでお》の『虚無への供物《くもつ》』と並んで、この作品はアンチ・ミステリの代表作とされています。

『ドグラ・マグラ』は、精神科患者である主人公、呉一郎の犯罪についての物語です。この主人公の名前を見ると、日本の精神医学の基礎を築くとともに、松沢病院の院長で東大教授でもあった呉秀三の名前をつい連想します。

話は、呉一郎が九州帝国大学医学部の精神科病棟の保護室に収容されている所から始まります。彼は健忘状態で、自分の名前や来歴をまったく記憶していません。物語は次のような彼の独白から始まります。

……………ブウウ――――ンンン――――――ンンンン………………。

私がウスウスと眼を覚ました時、こうした蜜蜂《みつばち》の唸《うな》るような音は、まだ、その弾力の深い余韻を、私の耳の穴の中にハッキリと引き残していた。（中略）

……自分で自分を忘れてしまっている……。
……いくら考えても、どこの何者だか思い出せない。……自分の過去の思い出としては、たった今聞いたブウ――ンンンというボンボン時計の音がタッタ一つ、記憶に残っている。

呉一郎の隣の部屋には、若い女性が入院しており、「お兄さま、お兄さま」と一郎に呼びかけてきます。しかし、彼はその女性の声を聞いても思い出せることはありません。

やがて、九州帝国大学法医学教授・若林鏡太郎博士が彼の保護室を訪問しました。若林は、一郎に奇怪な物語を語り始めます。一郎は以前精神病学教授の正木医師によって精神科病棟で「狂人の解放治療」を受けていました。しかしその中途で彼は殺傷事件を起こしたため保護室に収容され、責任を感じた正木教授は、自ら命を絶ってしまったと聞かされます。彼の事件は新聞ではこう報じられていたと言うのです。

狂少年鍬《くわ》を揮《ふる》って
五名の男女を殺傷　治療場内一面の流血!!!

解放治療場内には平常の通り十名の患者が散在して各自思い思いの狂態を演じつつあったが、その時一隅に畠《はたけ》を耕していた足立儀作（仮名六〇）が午砲と同時に看護婦が昼食を報ずる声を聞いて、使用していた鍬を投げ棄《す》てて病室に去るや、以前から儀作の動静《ようす》を覗《うかが》っていたらしい狂少年、福岡県早良郡姪の浜一五八六番地農業、呉八代の養子にして同女の甥《おい》に当る一郎（廿）は突然、その鍬を拾い上げて、傍に草を植えていた狂少女、浅田シノ（仮名一七）の後頭部を乱打し、血飛沫《ちしぶき》の中に声も立て得ず絶息せしめた。

『ドグラ・マグラ』を読むとき、発表された時代を考えると、その精神医学的な見解の確かさと目新しさに驚かされます。

たとえば、ここで書かれている「狂人の解放治療」ということを取り上げてみましょう。精神疾患患者を鍵のかかった病棟に隔離せず、彼らの人権を尊重しできるだけ開放的に扱っていこうという考えは、古い時代から存在しないわけではありませんでしたが、実行されたのは戦後、それも一九六〇年代以降のことです。

しかもこうした思想が強く主張されたのはわが国においてではなく、欧米を出発点としたものでした。この開放運動に関して有名な人物の一人として、六〇年代から七〇年代に活躍したイギリスの精神科医レインがあげられます。

レインは『ひき裂かれた自己』などの著作でもよく知られていますが、精神障害を疾患としてではなく、社会あるいは患者の個人史の中で肯定的にとらえた人物でした。彼は患者を集めて小さなサークルを作り、共同生活を試みたこともありました（レインは、精神障害は自由で開放的な環境を作れば治癒が可能と考えたが、社会的・心理的アプローチによって精神障害、とくに統合失調症の症状の改善はみられず、むしろ彼らの混乱を助長した）。

また、現在でもよく引用される概念として、「治療共同体」という言葉があります。これを簡潔に言えば、精神病院の病棟を民主的に運営し、患者と職員の垣根をはずそうとする試みでした。この概念をもとに実際に病棟を運営したものとして、アメリカのホモセクシャルの精神科医ハリー・スタック・サリヴァンによる試みがあげられます。一九六〇年代、サリヴァンもレインと同様に、小さな治療サークルを作りましたが、その患者もスタッフもすべて男性でした。有名なSF作家のフィリップ・K・ディックは、自らの薬物中毒による精神障害の治療のために、サリヴァンにあこがれていたということです。

こうした流れの底には、精神医学と社会制度に対する根本的な不信が存在していました。精神病に罹患《りかん》する人は、抑圧された社会制度、あるいは家族制度の犠牲者なのだ、という見識がいわゆる「反精神医学」の担《にな》い手たちの基本的な考えでした。「すべての精神障害は社会によって作られる」というのが彼らの持論であり、精神疾患の治療や研究を全否定したのです。閉鎖病棟への入院や保護室の使用は、患者の人権を損なうものとして、強く批判されました。その結果、人権を尊重するものとして、開放治療が強く推し進められたわけです。

精神病院は、体制の従僕である精神科医が、精神病の烙印《らくいん》を押された患者を隔離する強制収容所であるというのが彼らのロジックでした。反精神医学は反体制運動と結びついて勢いづき、その結果として十分な「医学的」治療がなされないまま、放置される患者も数多くみられたのです。

わが国の精神病院における開放治療も、主として戦後のものです。精神科患者に対する開放的な処遇は古くから提唱されてはいましたが、薬物療法も未発達であり、実践まで至った例はまれでした。また、夢野久作の時代、精神病院自体ほとんど存在していませんでした。『ドグラ・マグラ』の筆者である夢野久作は、いったいどこからこのような知識を得たのでしょうか？

『ドグラ・マグラ』の不思議な魅力は、この作品の細部にありますが、叙述トリックを思い浮かばせるその奇抜な構成は、小説全体をやや冗長で読みづらくしています。読者が面食らうのは、「キチガイ地獄外道祭文《げどうさいもん》」というふざけた調子で語られた語りの部分です。しかしその中で語られているのは、精神病患者の悲惨な境遇に関する悲鳴と恨みの声であり、その多くは、現代においても引き続いているものです。

……人の心は診察出来ない。たとい如何《いか》なる名医じゃとても。人の精神、心の狂いの。どこの脈見て、どの舌出させて。どこの苦労に注射をするやら。どこの心配切開するやら……

その後語られるのは、精神病学教授正木博士の「胎児の夢」であり、「心理遺伝」の悪夢です。ここで述べられているのは、世界の創造に関する一つの混乱した仮説です。しかしそれにもかかわらず、細部はきめ細やかなリアリティに満ちています。夢野久作の描く狂気の内面は、常人の理解を超えた力で、読者に迫ってきます。

主人公である呉一郎の遠い祖先である中国人の天才画家呉青秀は、時の権力者を諫《いさ》めるために、愛する妻を殺害し、その美女の骸《むくろ》が朽ちはて腐っていくさまを絵筆に表わしました。その過程で、彼は当初の目標からはしだいに離れ、ネクロフィリア（死体愛好者）のような奇怪な思いに心を捕らえられてしまいます。

また呉家の「心理遺伝」の秘密をつきとめた正木博士は、呉家の娘に子供を生ませ、その子供が成長するに及んで（これが主人公の呉一郎）、「心理遺伝」の実験を試みました。実父である正木博士によって、心理遺伝の発作を起こされた呉一郎は、先祖の画家である呉青秀に乗り移られたかのようになり、狂気の殺戮《さつりく》者へと変貌《へんぼう》しました。そのため彼は九州帝国大学の精神科病棟に入院しましたが、そこで行なわれた「狂人の解放治療」のさなかに再び発作を起こし、周囲にいた患者十名あまりを惨殺してしまう結果となったのです。

『ドグラ・マグラ』は、多くの評者によって、誤解されている作品です。「マインド・コントロールの恐怖」とか、「物神崇拝の恐怖」とか、あるいは「家父長への怨《おん》念《ねん》」などという評価は、まったくまとはずれで滑稽《こっけい》でもあります。多くの評者はこの作品の魅力に惹《ひ》かれはしたものの、精神医学的な理解が伴わないため、その実像をつかみきれていないのです。もっとも重大な誤解は、主人公の呉一郎が統合失調症患者と考えられている点です。これは明らかに病名が違っています。

呉一郎は、正木博士によって遠い祖先である呉青秀の描いた絵巻物を見せられることで「心理遺伝」の魔術にとらわれました。その絵は美しい女の死体が、しだいに腐り果てていくまでの経過を、連続して何枚もの絵に描いたものでした。この絵がそもそも彼の発病するきっかけとなりました。

彼は呉青秀がしたように、母親と伯母を絞殺し、さらに従姉妹《いとこ》の女性まで手にかけようとしましたが警察に捕らえられ、精神病患者として九州帝国大学病院に収容されていたのです。司法精神医学的に言うならば、明らかに精神病患者であるため、起訴前に不起訴処分となったということでしょう。

このように書いていくと、『ドグラ・マグラ』を未読の読者は、「心理遺伝」を荒唐無稽な作り話のように考えてしまい、主人公の青年も辻褄《つじつま》のあわない行動をしている精神病患者としか思えないかもしれません。

しかし、ここで注目してほしい点があります。呉一郎は、呉青秀の絵を見るまでは、まったく正常な青年でした。統合失調症で通常見られる前駆期の症状は出現していません。人格水準や日常生活の活動度が、低下するということもありませんでした。美女の腐乱死体を描いた絵という視覚刺激を受けたせいで、彼は精神症状が誘発され、異常な犯罪を起こすことになったのです。しかも、前述したように、彼は自分の行動についてまるで記憶していません。すなわち呉一郎は凶行時、意識が混濁したもうろう状態でした。

実際には統合失調症では、意識が混濁することはまずありません。呉一郎の症状と経過を見ると、これにあてはまる診断は統合失調症ではなく、てんかんの一種である「側頭葉てんかん」であると考えられます。

側頭葉てんかんは、脳の外側にある側頭葉という部位にある種の傷（てんかん性焦点）がみられる疾患です。てんかんでは、この焦点から過剰な電流が放出されるため、いわゆる「ひきつけ、けいれん」などの発作が出現します。側頭葉は記憶や感情と深い関連を持つため、通常のてんかんで見られる発作の他に、多彩な精神症状が出現することが知られています。

側頭葉てんかんの症状として有名なのが、自動症、あるいは夢中遊行です。これは軽い意識混濁が認められる状態で、さまざまな行動を本人の知らないままに行なってしまう現象です。発作が起こり、いつの間にか、知らない町まで電車に乗って行ってしまったなどという症例も珍しいものではありません。自動症によって、殺人などの凶悪な犯罪を犯したケースも報告されています。『ドグラ・マグラ』の主人公呉一郎もこのケースに該当すると言えるでしょう。

てんかんの発作を誘発するものとして、光刺激やある図形のパターンなどが報告されています。将棋の駒《こま》が刺激となった例もあります。このような特定の感覚刺激によって誘発されるてんかんを、「反射てんかん」と呼んでいます。視覚刺激としては、木漏れ日、テレビ、格子《こうし》模様などが誘発因子となります。また、音や音楽などの聴覚刺激、読書や議論が刺激となるてんかんも報告されています。したがって、呉一郎が古い死体の絵を見たことをきっかけにてんかんが誘発され、もうろう状態になったということは、小説の中だけの作り話のようにも思えますが、医学的には十分有り得ることで、荒唐無稽な話ではありません。

実際の事件になりますが、もうろう状態で当時一歳の娘の和美を絞殺した二十代のてんかんの女性は、犯行を犯した当時の混乱した精神状態を次のように語っています。加害者は、彼女の娘に何か邪悪なものが取り憑《つ》いたと確信していました。

……なんでだか分からないが、ここで死ねと言われているような気がして。そういうふうになってしまって。和美も私も立っていた。どうしたらいいのか分からなくて（注＝この直後、娘を殺して自分も死ななければならないと確信した彼女は、娘をJRのトイレの中で絞殺する）。

……神様に会えると、あのとき会えるという思いがあって。そうすれば和美も神様が天国へ連れて行ってくれると思っていて。そこら辺を歩いていれば神様に会えると思っていて、外に出たんですよ（注＝彼女は娘の死体を残して、駅の構内を徘徊《はいかい》した）。

……まわりの人たちの歩き方もなんというのか、ロボットが歩いているような感じに見えたところもあるので。（中田修他編『精神鑑定事例集』日本評論社）

狂気や犯罪に対して、前述した「人権派」とも「保安派」とも大きく異なる第三の考え方があります。これをあえて名付ければ、「耽美派《たんび》」とでもいうことになるでしょう。殺人を快楽的に見ることは、それが現実のものであれフィクションであれ、罪悪なのでしょうか？　美しく語られた殺人事件に魅せられることは、誤っているのでしょうか？

たとえば、呉一郎の犯した犯罪、あるいはその遠い祖先である呉青秀の犯した殺人はフィクションではありますが、妖《あや》しい魅力を持って私たちの前に出現しています。一部の犯罪は、それがフィクションであれ、人生の真実を――それは恐らく言語化して言えるものではないでしょうが――垣間《かいま》見《み》せてくれるからかもしれません。

『ドグラ・マグラ』は、狂気、あるいは狂気そのものに内在する美と力を描いた作品です。この小説については、さまざまな論者が雑多な評を表していますが、精神医学的には多くは見当違いなものです。江戸川乱歩の「狂人自身が書いた狂気の世界」、あるいは中井英夫の「人工の狂気によって人間を問い直した作品」といったあたりが、それほどはずれていない指摘でしょう。

私は、夢野久作は、狂気の魅力と恐怖に取りつかれていたのであり、それが彼にこの作品を書かせた原動力であると考えています。そのことがこの作品のリアリティを生み、開放治療などの先見的な描写につながったのでしょう。なぜ久作がここまで狂気に魅せられたのか、それは久作の精神が狂気と非常に近い場所にいたからかもしれません。

精神病院の保護室で始まった長大な物語は、やはり保護室の中で終わります。最後まで自分自身の姿を見つけられなかった主人公は、記憶を取り戻せないまま、精神病院の闇《やみ》の中に取り残されます。それは、「精神」あるいは「狂気」の真の姿、すなわち殺戮《さつりく》する脳髄の地獄を一瞬のうちに見てしまったこの物語を読む読者自身の姿です。つまり、保護室にいる呉一郎は、読者である私達自身の姿でもあるのです。

第六章

suicide club

自殺クラブ

日本における自殺率が、この数年きわめて高率になっていることをご存知の人も多いと思います。

一

最近の統計を見ると、わが国の年間の自殺者の総計は三万人以上で、交通事故による死者の倍どころか、三倍近くになっています。「自殺率」は人口十万人あたりの年間の自殺者数と定義されていますが、他の国々と比較しても極めて高い数字を示し、先進国の中では第一位です。とくに中高年の男性の自殺率は群を抜いています。

WHO（世界保健機関）のホームページには、世界各国の自殺率が掲載されています。これは集計年に多少のばらつきがありますが、その中で日本の年間自殺率は、一九九九年に男性が三六・五、女性が一四・一となっています。この数字はデータのある百か国の中で、男性が十一位、女性が四位という高い値です。

男性の場合、日本より自殺率が高い国は、リトアニアを筆頭にして十か国中九か国が旧ソ連および東欧諸国で占められています。他の欧米先進国を見てみると、ドイツが二〇・二、米国が一七・六、イギリスが一一・八とわが国と比べて値はかなり低いものです。

女性についても傾向は類似しており、欧米の自殺率は、わが国の半分以下のところが大部分です。つまり先進国においては、日本の自殺率は最高であるということがわかります。

わが国においては、毎年政府から発行される人口動態統計が自殺に関する基本的な資料として用いられています。

戦後のわが国の自殺者数は年次別に見ると、比較的大きな変動を示してきました。自殺の第一次ブームは、昭和三十三（一九五八）年をピークとし、男子一万三千八百九十五人、女子九千七百四十六人に達しました（男女合計二万三千六百四十一人）。その後、昭和五十八（一九八三）年に第二のピークに達し、再び減少したものの、ここ数年間は年間三万人前後という非常に高い数字を示しています（二〇〇五年は三万二千五百五十二人）。これは一九八〇年代と比較すると、平均して五〇パーセント程度も増加しています。

このような自殺者数の推移は、一見するとわが国の全体的な経済状況と関連しているように思われ、公衆衛生領域における統計学的研究ではそのような結論を支持する報告が発表されています。不況などの経済的要因で失業者が増え、それが自殺者の増加につながるというロジックは一見すると正しいように見えますが、果たして近年における日本の自殺者の増加の原因を、経済的な要因にのみ求めてもいいものでしょうか？

ドイツをはじめとするEU諸国の経済は、さほど好調とはいえません。失業率は日本を上回り、日本の二倍近い国もあるのですが、自殺率自体は先に述べたように、日本と比べて決して多いものではありません。失業が自殺と無関係ということはないにせよ、両者が簡単に結びついてしまう日本的な「心性」に関して検討する必要があるでしょう。

前述したように、自殺率が高い国は、東欧を中心としたハンガリーなどの旧社会主義国が大部分を占めています。自殺率の高い日本は、これらの国々と類似した社会的、精神的構造を持っているのかもしれません。

日本人論に関する論客として活躍する作家の島田荘司氏は、インターネットのサイトの中で、「自殺者の王国」という小論を発表しています。その中において、わが国における近年の自殺者の激増の背景には、日本型の「道徳感情」と「正義感」、あるいは「威圧型の人間関係」など、言うなれば「日本型の悪《あ》しき人情」が存在している可能性を指摘しています（「島田荘司オンライン」100万人の伝言板、二〇〇一年十二月六日）。

加えて言えば、わが国における自殺者の増大に対する対策は行政レベルにおいても、医療レベルにおいても、ほとんどと言っていいほどとられていないのが現状です。むしろ、自殺の増加は放置されているというのが的確でしょう。これもまさに「悪しき人情」と言ってもよいものでしょう。

日本では、企業や官庁の不祥事においてしばしば「秘密を知る人物」が自殺をしてけりがつく場合がみられます。日本の社会はこうした自殺に対して褒め称《たた》えないまでも、心情的に許容する傾向にあります。

報道においても、「不祥事を起こしたのだから、死んでお詫《わ》びをするのは当然だ」、「秩序の維持のために、下のものが犠牲になるのは仕方がない」というニュアンスが行間にみられます。また「腹切り」の長い伝統のためなのか、自殺を礼賛《らいさん》し美化する心性も存在します。例えば明治三十六（一九〇三）年、十六歳の若さで華厳《けごん》の滝に飛び込んだ一高生・藤村操《みさお》の自殺や、太宰治《だざいおさむ》をはじめとする作家の自殺などがその典型的な例でしょう。

それでは、「不況型」の自殺については、どうでしょうか。これに対しても、日本の社会は「不祥事型」の自殺と類似の心情を根底に持っているように思えます。故人の死を悼《いた》む振りをする一方で、「職が無くなったのは、本人の努力が足りないせいだ」、「きちんとやっていれば、リストラされるようなことはなかった」、「だから、死んでも仕方がない」などと、自殺について肯定し、死んでからも叱責《しっせき》の目を向けている面があるのです。このような悪人情は、石原慎太郎氏のいじめ自殺についての次の発言にもうかがわれます。

「自殺なんか予告して死ぬなって。あんなもの。甘ったれてるからね」

「自分でたたかったらいいと思うね。こらえ性がないだけじゃなしに、そういうファイティングスピリットがなければ、一生どこに行ってもいじめられるんじゃないの」

二

精神医学的観点からすると、このわが国における自殺者の増加はどう考えられるでしょうか。自殺既遂者の中に精神疾患を持っていた人間がどれほど含まれるかというのは難しい問題で、明確なデータはありません。約半数は精神疾患であると推測している人もいます。

精神疾患の中で、自殺の危険率が高いものとして、うつ病と統合失調症があげられます。うつ病患者においては、病気の重症度が中等症以上の症例において、希死念慮とともに激しい不安・焦燥感、微小妄想、貧困妄想などのうつ病特有の症状がみられ、これらは容易に自殺へとつながります。これに対し、大部分を占める軽症のうつ病やうつ状態の人が自殺に至ることは、非常にまれです。

また、統合失調症における自殺は一般の人の想像よりはるかに多いと言えるでしょう。ある医学部の精神科教授は、自分の病棟で患者が自殺した時、統合失調症患者の二〇パーセントは自殺して亡《な》くなるのだから病院には責任はないと遺族に説明していました。

統合失調症患者では、幻聴や漠然とした不安、妄想気分（周囲の様子が理由なく不気味に感じられること）に基づく自殺にしばしば出会うことがあります。特に十代、二十代の患者の「原因不明」の自殺は、統合失調症の症状が関連していることが少なくありません。

私が松沢病院である病棟を担当していたとき、ひと月あまりの間に四人の患者が続けて自殺したことがありました。一人目は五十代の初老期うつ病の患者でした。彼は自分の病状がなかなか改善しないのを気にやみ、深夜に病棟のトイレで縊死《いし》しました。続いて二人の患者が外泊中に自殺をはかりました。一人はビルからの飛び降り、もう一人は大量服薬（OD＝オーバードーズ）でした。こちらも重度のうつ状態でした（診断は一名はうつ病、もう一名が非定型精神病）。

そして最後に自殺したのは、慢性の統合失調症患者であった二十代の男性でした。彼はそれまでも頻繁に入退院を繰り返していました。入院すると短期間で軽快するのですが、退院後クスリの服用が不規則となり再入院となるのです。

その日入院予定であった彼は、年老いた母親とともに八幡山の駅で京王線の電車を降りました。母親が目を離した一瞬のすきのことでした。彼は通過電車である急行に向って、ホームから身を投げたのでした。

一方、うつ病および統合失調症以外の疾患の場合はどうかというと、自殺率はあまり高くありません。精神疾患のない一般のケースとさほど差はないと考えられています。人格障害の一種で、いわゆる「境界例」（ボーダーラインとも言う。元来は精神病と神経症の境界的な疾患の意味であったが、情動面・対人関係の不安定さを主症状とし、自殺企図などの問題行動を繰り返す一群）と呼ばれるケースでは、大量服薬、リストカットなどによって自殺未遂を頻繁に繰り返す場合がありますが、死に至ることはまれです。

近年、精神科あるいは神経科を受診する患者の数は急激に増えています。この要因の一つとして、受診しやすい精神科診療所が都市部に限らず郊外においても数多く開設されていることがあげられます。またリストラ、年功序列制度の崩壊などによる社会構造上の変化によってストレスが増し、精神症状を呈しやすくなっていることも確かです。さらに、マスコミ報道や出版物によって精神疾患が身近な存在となり、受診への抵抗感が小さくなった点も指摘できると思います。

しかしこうした患者の大部分は、社会適応が比較的良好な軽症の患者です。その多くは時間のかかる複雑な治療を希望していません。彼らの求めているのは、簡単に症状を改善させるクスリであり、医師とはほとんど会うことなく、何か月もクスリの処方だけを希望する患者も少なからず存在しています。

そして一方の重症の精神疾患の発症率は、さほど変化していません。

不眠症、パニック障害、「うつ病」とまではいえない「うつ状態」、こういった患者は確実に増加していますが、自殺の危険性が大きい中等症、あるいは重症のうつ病、統合失調症の患者数はほぼ横ばいと思われます。したがってこの点を考慮すると、近年における自殺率の高さは、精神疾患の増加とパラレルなものとは言えません。

むしろ、これまでさほど自殺の危険性が高くなかったグループに、自殺者が増えている可能性を示唆《しさ》しています。

それでは、いったいどういう人が自殺に追い込まれているのでしょうか？

個人的な話になりますが、私の友人や知人である精神科の医師が、ここ数年の間に五人ほど自殺をしました。年齢や背景はさまざまで、うつ病を発症していた人もいますが、この数は十年ほど前ならとても考えられなかった事態です。彼らの背中を後押ししたものは、何だったのでしょうか。

その内訳は、二十代の医師が二人、四十代、五十代、七十代が一人ずつでした。彼らの中に失職中の方はいませんでした。むしろ、仕事に関してはオーバーロードの状態が多かったようで、一般に自殺の要因と言われている経済的問題はここでは該当しません。

医者の自殺率は、高率であることが知られています。その中でも、精神科医の自殺は特に多いものです。元来自殺傾向の強い人間が精神科医になることが多いのか、それとも精神科患者に接することで自殺への志向が強まるのか、その点についてはどちらとも言えません。精神疾患は患者から医者に「感染する」と主張している医師もいます。

四十代であったA医師は、他科における診療を十年あまり行なった後、精神疾患の勉強がしたいと精神科へ転科してきました。彼は非常に生真面目《きまじめ》な人柄でした。外来や当直など慣れない精神科の業務を苦労してこなし、その仕事ぶりは他の医局員からも評価されていました。A医師は大学病院で二年間、その後別の大学の付属病院で一年間勤務した後、民間の精神病院に移りました。

たまたま私と将来のことを話したとき、医師である父親が病気がちであるため、近いうちにその後を継いで実家の診療所で働きたいと言っていました。彼が勤め始めた精神病院は比較的仕事は楽で、給料も悪くありませんでした。この時点では夢もあり、「不幸」ではないはずでしたし、経済的問題もありませんでした。

うつ病の病前性格として、「執着性格」ということがしばしば言われます。「仕事熱心」「凝り性」「真面目で周囲から信頼される」「几帳面《きちようめん》」「融通がきかない」などがその性格とされています。A医師は、この執着性格に非常によく合致する人でした。

彼は精神病院に赴任してから、うつ病の症状が出現しました。症状は中等度で、なんとか日常の業務は遂行していました。同僚の医師たちは彼が辛《つら》そうなので少し休養をとるように話したのですが、A医師はそれを断り仕事を続けました。

もし「うつ病」ということで仕事を休職したら、それは本人の経歴にとって大きなマイナスになったでしょうか。これはケースバイケースとしか言いようがありません。

以前私は、日本を代表するある都市銀行で精神科の診療を行なっていたことがあります。そこには、うつ病に罹患《りかん》した多くの行員が受診に訪れました。短期間休職とし、その後復職していくケースが最も多かったのですが、幸いなことに「うつ病」のために閑職に回されるということはほとんどありませんでした。これは大学の人事の話になりますが、そううつ病と診断され数回精神科に入院歴のある医師が、地方の国立大の教授に就任したこともあります。

しかし現在でも、精神疾患に対して過剰に反応する人が存在するのも確かです。東大病院のある外科の教授は、うつ病になった医局員を「きちがい」といって面と向って罵倒《ばとう》していました。NHKのアナウンサーだった小川宏《ひろし》さんも一時うつ病に罹患していましたが、結婚式の披露宴の司会を、うつ病という病歴があるために急にキャンセルされたことがあると述べています。また中小企業においては、大企業ほど余裕がないため、うつ病に限らず長期の療養を必要とする従業員の面倒をきちんとみられないことも多いでしょう。

A医師のケースではどうだったかというと、彼が「うつ」で休職したとしても、その後問題とされることはなかったと思います。それなのに彼が休職を拒否したのは、

「経歴に傷がつく」ということよりも、むしろ仕事をきちんとしなければみなに迷惑をかけるという義務感からだったようです。

A医師の発病は、病院の業務が過酷だったからなのではないか、あるいは職場の環境にストレスが多かったためではないかと考えられるかもしれません。しかし実際には逆でした。大学病院勤務の場合は、日常業務だけでも、夜の九時、十時になることはしばしばです。当直の回数も多く、大学病院と関連病院を合わせて月に十回は当直をこなす必要がありました。一方、A医師の勤めていた病院では原則九時〜五時の勤務で、当直は週に一回のみでした。同僚にはA医師と同じ大学出身の医師が何人かいて、職場の雰囲気ものんびりし悪いものではありませんでした。

A医師は治療と休養を勧められてから二週間あまり後、自宅で首を吊《っ》りました。彼の自殺の真の理由はわかりません。

もう一人、自殺した精神科医の例を述べます。

B医師は七十代と高齢でした。長く自衛隊の医官を勤めた後、ある精神病院の常勤となりました。B医師の勤務は週四日でした。三日は病院で仕事をし、一日は病院が経営する診療所で外来診療をしていました。

B医師は年齢のせいもあり、それほど仕事に熱心ではありませんでした。午後は病棟に行くでもなく、早い時間から医局の部屋にあるテレビをつけて、仕事もしないでよく時代劇の再放送を観《み》ていました。それが最も大きな楽しみだったようです。しかしだからといって、患者の診療が大いに滞ってしまうということもありませんでした。というのは、病院の大半の入院患者は慢性期の高齢患者であり、積極的な治療は必要なかったためです。

彼は穏和な人でした。ただ非常に臆病《おくびょう》な性格でした。病院のオーナーである理事長の怒りを買ってクビになるのではないか、といつも恐れていました。実際この理事長はワンマンな人で、しばしば彼とけんかをして医師がやめていきました。その結果、世間的には比較的評価の高い病院であるにもかかわらず、医師は慢性的に不足していました。

B医師の個人的な事情については、私は十分に知りません。しかし、老体にむち打って、リストラに怯《おび》えながら、混んだ電車で一時間半もの通勤を何年も続けていた理由は理解できないものがあります。仮に病院をクビになったとしても、他に働き場所が無いということはなかったはずです。

彼はその病院に勤め続ける必要は必ずしもなかったと、私は思います。本当のところは、経済的には、引退してもまったく問題なかったでしょう。しかし、B医師はどうしても仕事をやめることができませんでした。というより、仕事がなくなることを極端に恐れているようでした。

とはいいつつも、内心では、少しでも自分の負担を軽くしたい、彼はそう願ってもいました。自分の外来の肩代わりを私に依頼してきたこともありました。帰りはいつも定時きっかりに、具合のよくない患者がいてもその後の処理は当直医に頼んで残業は決してせずに、病院の職員用のバスに乗り、最寄りのJRの駅まで帰って行きました。

ある時、病院の診療所が拡張されることになり、B医師はその所長になりました。これは元々別の医師のポストだったのですが、その医師が理事長と衝突してすぐやめてしまったため、B医師は断れず、嫌々引き受けたわけでした。

その結果、B医師の負担は大幅に増加しました。診療所は夜七時まで診察していたため、帰宅時間も遅くなりました。それまでの入院患者中心の業務から外来診療中心になったため、好きなテレビの時代劇も観る時間がなくなりました。

診療所に移ってから数か月後、B医師は帰らぬ人となりました。表向きは交通事故と発表されましたが、実は自分から車に向かって飛び込んだ自殺でした。

一般の人からみれば、A医師もB医師もいろいろな意味で恵まれた状態にあったと言えるでしょう。失業しているわけでもないし、たとえ仕事をやめても医師という専門職であるため、かなりの確率で別の職場も紹介してもらえます。現にリストラにあった人や失業中の人からみれば、うらやましい限りだと思います。

しかし、それにもかかわらず、彼らが自殺という道を選択したのはどうしてでしょうか？　他の三名の医師も、これといった自殺の要因は見当たりません。

うつ病という側面は、とくにA医師の場合にはあてはまると思います。彼がうつ病の症状によって、合理的な判断ができなくなったという可能性は否定できません。ただ、それだけでは、すべての説明はつきません。

しかし一つの仮説として、次のように考えることはできるでしょう。自殺を考える以前に、あるいはうつ病の状態になる以前に、すでに彼らは生きていくこと自体に希望を失っていたのではないか？　そしてまたこのことが、最近増加している自殺者たち、あるいは自殺しようと考えている多くの人々にあてはまるのではないでしょうか。日本の社会は、今や苦労して生きていく価値が見出《みいだ》せないものに変わってしまったのかもしれません。

三

最近、サラリーマンにおいては、「勤務上の問題」が自殺の理由として想定されることが目立ってきています。いわゆる「過労自殺」とよばれるものです。このようなケースにおいては、自殺が生じたのは会社側の「安全配慮義務違反」によるものであるとし、遺族が損害賠償を請求する民事訴訟も増加しています。

この「過労自殺」の先駆となった事件が、いわゆる「電通事件」でした。私の松沢病院時代の院長であった恩師金子嗣郎《つぐお》氏がこの裁判の過程において、精神医学的な観点から意見書を提出しています。金子氏のご遺族から多くの資料をお借りしましたので、ここでその概略を述べます。

電通事件とは、大手広告代理店である電通の社員であった大嶋一郎氏（当時二十四歳）が、入社二年目の一九九一年に自殺したことに対し、彼の両親が「睡眠時間も満足にとれないような労働条件で、過労からうつ病になったのが自殺の原因」として、会社側に損害賠償を求めた訴訟です。

大嶋氏は入社直後より、実際信じられないような長時間勤務を強いられていました。深夜零時、あるいは未明にまで及ぶ勤務もまれではなく、弁護士の試算ではひと月あたりの残業時間の平均は百四十七時間にも達しました。
「金子意見書」より、彼が自殺をする一か月前の様子の一部を次に記します。

八月一日　午前六時三十分まで在社。午前七時、父の青山の事務所で仮眠。午前八時半ごろ出社。
八月二日　午前六時まで在社。六時三十分帰宅。背広のままベッドで眠り、七時半ごろ家族が揺り起こす。
八月三日　午前四時すぎまで在社。五時に帰宅。
八月四日と五日　入社以来はじめての有給休暇をとる。
八月六日　午前七時五十分出勤。帰宅せず、父の事務所に泊まる。
八月七日　父に起こされて出勤。
八月八日　会社で徹夜。
八月九日　父の事務所に泊まる。

このような過酷な勤務状況の中で、周囲からみても、明らかに彼の様子に変化がみられていきます。大嶋氏は恋人や友人などに、「ノイローゼ気味だ」、「霊に取り憑《つ》かれたみたい」、「もう人間として駄目かもしれない」などと話すようになりましたが、仕事で手を抜いたり、自ら休もうとはしませんでした。

自殺をする数日前、八月二十四日から数日間、八ヶ岳を会場としたイベントのために、彼は忙しく動き回りました。イベントを無事に終え八月二十七日の早朝、帰宅した彼は、弟に「会社には行かないで医者に行く」と告げたのですが、その直後に自殺を決行しています。

このような悲劇は、全国各地で数多く起こっています。どうしてこれほど重症になる前に、仕事を休むなりやめるなりできなかったのか、読者の多くはそう感じることと思います。しかしある一線を越えると、本人には理性的な判断力が無くなってしまうのも確かです。

電通事件においても、大嶋氏は過酷な仕事を「自らに与えられた義務」として受け入れ、それを断ったりするようなことは、思いもつかなかったのかもしれません。仕事がもうこなせないと思ったとき、彼に残された道は自らの命を絶つことだけでした。

四

それでは、精神科患者の場合はどうでしょうか。一般の人の自殺に比べ唐突な上、後から考えてもその自殺がどうして起こったのか、意味付けができないことも少なくありません。

矢作和夫君が入院してきたのは、ある年の暮れも押し詰まった時期でした。彼は一見、軽症の統合失調症の患者でした。幻覚や妄想も出現していましたがさほど根深い症状はなく、不安感と焦燥感が訴えの中心でした。

「ともかく落ち着かないんです。一人にしてください」

そう言って保護室に入室を希望するので、私は担当医と相談して保護室の使用を認めました。その中で、彼はおとなしく、静かにじっとしていました。数日後、他に興奮患者が出たため、矢作君には四人部屋の一般室に移ってもらうことになりました。その表情は穏やかでしたが、部屋の移動については、激しく抵抗しました。どうして彼が保護室を希望するのか、その理由は不明でした。

その保護室は、非常に安っぽい造りでした。就寝用のマットレスを広げると、床の大部分は見えなくなるくらいの広さしかありません。トイレもついていないので、ポータブルの便器を置く必要もあり、そのため部屋の中にはいつも糞尿《ふんにょう》の臭《にお》いがたちこめていました。ですから、通常好んで保護室に入るようなことはまずありません。しかし、矢作君の保護室へのこだわりは、執拗《しつよう》なものがありました。

それでも私はなんとか彼を説得し、いったん一般の病室に移しました。それが間違いの始まりでした。矢作君はその夕方、突然自分の部屋の壁に思いっきり頭をぶつけたのです。職員の制止も聞こうとしないため、結局保護室に帰ることになり、注射で入眠させました。

その晩は何事もなく、過ぎました。翌朝、彼は安定した状態のようでした。しかし彼の話は、驚くべき内容に満ちていました。

「夜、目がさめると急に死にたくなったんです。それで天井にあるでっぱりにベルトをかけて死のうとしたんですけど、壊れてしまってうまくいきませんでした。それで、今日の朝食の時、割り箸《ばし》二本と電池を三本飲み込みました。これで死ねなかったら、舌を嚙《か》んでも死にます」

彼は淡々とそう語るのです。もちろん冗談で言っているのではありません。その口調から、彼が心から死にたいと思っていることが、ありありと伝わってきました。

自殺のきっかけを作ったのは、明らかに私たちでした。矢作君が保護室に入っていたいと言ったにもかかわらず、一般室に移動させたことがその決意を固めさせたのでしょう。今にして思えば、「これほど自分の具合が悪いのに、病院の医者さえも、まったくそれを理解してくれない」、そういう思いが彼の絶望を深いものにしたと思います。

　これだけのことで自殺しようとするのは、あまりにも愚かではないか、そう考えるのは当然です。しかし、統合失調症患者の思考としては、珍しいものではありません。

　自殺をさせるわけにはいかないため、担当医も私も頭をかかえました。ともかくまず鎮静をかける必要がありました。そこで、サイレースという薬物を用いて入眠させました。処置には、まったく抵抗はありませんでした。しかし、それからが問題です。まず外科医に依頼して、割り箸と電池を消化管から取り出せないか試みてもらいました。もし割り箸が胃や腸管を突き破ると、重症の腹膜炎になり、生命にかかわることは確実です。

　薬物によってもうろう状態であった矢作君を外科外来にある内視鏡室に運び、検査をしました。電池は内視鏡で除去できましたが、割り箸は無理でした。しばらく様子をみて再度試みるか、いずれ手術をする必要があるだろうというのが外科の意見でした。

　何が何でも死にたいという患者を前にして、できることはそうはありません。もちろん自殺を止《や》めるように説得はしますが、言葉での説得が無意味なことは、経験上よくわかっています。いったん納得したかに見えても、彼らは考えを瞬時のうちに変えるからです。

かといって四六時中だれかが矢作君に付き添っているのも、数日はいいとしても、現実的ではありません。実際、年末の休みのため、職員は最低の人員しか勤務していません。入院患者五十人に対し、日中の看護スタッフは四名だけで、夜間はわずか二名です。そのうち一名が、常時一人の患者を診ているわけにはいきません。それに矢作君が舌を嚙み切ったり、他の自傷行為に及ぶとなれば、たとえ職員が付き添っていても、自殺を防げない可能性も少なくありません。

年末の休みの時期でなければ、数日経過を見ることも選択肢としてあったのですが、このまま手をこまねいているわけにはいきませんでした。私は彼に電気ショックを施行することを決めました。この治療法は大きな賭《か》けであり、このケースでは危険も少なくない方法でした。

というのは、彼が飲み込んだ割り箸が、電気ショックによって起こる「全身けいれん」によって腸管に突き刺さり、悪くすればそれを突き破る可能性もあったからです。しかし躊躇《ちゆうちよ》しているわけにもいきません。私は家族に事情を話し、自殺の危険が非常に大きいため、リスクはあるが電気ショック療法を行なうことを了承してもらいました。

これ以外に、矢作君の自殺を回避する方法はありませんでした。全身を抑制してベッドに拘束するという方法もありましたが、休日期間のため、薬物の調整など難しい問題があり、またその効果が出るにはかなりの時間がかかることが予想されました。もちろん、クスリが効かない可能性もあります。

もし当時無けいれん性の電気ショックの施行が可能であれば、安全性ははるかに大きかったと考えられます。しかし、麻酔科の協力が得られない以上、通常の電気ショックを用いる以外方法はありません。私は当直の外科医に事情を話し、電気ショックにより身体的な状態が急変したら、対応してくれるようにお願いしました。

電気ショックの器具を用意し、私は矢作君が横になっている保護室に入りました。前処置として咽頭分泌液《こうとうぶんぴつえき》を抑制する硫酸アトロピンをうった後、私は彼の頭の上方に回りこみ、二つの電極を額の両端にあてました。

ベテランの看護士が、矢作君の顎《あご》を押さえます。けいれんによって、口の中を切る可能性があるからです。スイッチを入れると彼の身体《からだ》が硬くなるのがわかり、両腕と両足が持ち上がって行きます。強直性のけいれんです。電極を離すと、持ち上がった四肢がぶるぶる震えだしました。それは二十秒くらい持続したでしょうか。けいれんは急に止まり、パタッと手足がマットレスの上に落ちました。

　矢作君は目をかっと開き、死んでしまったかのように、身じろぎ一つしませんでした。ただし、顔には赤みがさしています。呼吸停止が長く持続しそうなので、私は彼の両手を頭の方に持ち上げました。それから身体の向きをかえ、横向きに寝かせるような姿勢にしました。彼はいったん大きく息を吸いこみ、まもなく静かな呼吸が戻ってきました。意識はなく、眠ったままです。

「十分間待って大丈夫なようなら、ダブルでかけよう」

　私はそばにいる看護士に言いました。彼はうなずき、血圧を測りはじめました。もし割り箸が腸管を損傷したのであれば、なんらかの症状が出ているはずです。幸い、矢作君の様子は、安定していました。

　電気ショックを二回連続かけることは、それほど多くはありません。現在では、健忘などの副作用防止のために、むしろ二日に一回程度の実施が推奨されています。しかし矢作君の場合は、逆に強い健忘をもたらすためにダブルの電気ショックを、それも一日二回ずつを実施することに、私は決めました。

　その後、年末年始の間、矢作君は保護室で電気ショック療法の処置を受け、その結果「自殺」のことは忘れて、年明けには多少の笑顔も戻ってきました。さらに二週間あまり、彼は保護室で生活しましたが、その後、出てみたいと言うので、短時間ホールに開放する扱いにしました。面接では、私は年末の自殺のことにはふれませんでした。やがて家族とも面会できるようになり、二月になると一般室に移りました。自宅への外泊も何回か許可しました。

三月になって彼は退院していきました。春めいた暖かな陽気の日でした。病院の敷地の中にある桜も、咲き始めていました。

「退院したら、何をしたい？」と私が聞くと、「家でのんびりしたい」と彼は言いました。

「その後はどうする？」

「たぶん、学校にまた行きます」

彼は明るい調子で答えました。矢作君はまだ大学に在籍中でした。

約半年後、夏の終わりに、彼は自宅で首を吊《つ》って死亡しました。

第七章

psychotic junkies

サイコティック・ジャンキー

芸能人の大麻の使用、あるいは路上における覚せい剤の売人の事件など、薬物依存の問題は連日のように発生しています。

一

違法な薬物に関して、日本は他の国々と大きく状況が異なっています。欧米を中心とした多くの国の取り締まりの主な対象であるハード・ドラッグは、大雑把に言うと、ヘロイン類（モルヒネ、アヘンなど）とコカインです。一方日本では、現在でも覚せい剤（アンフェタミン、メタンフェタミン類、かってはヒロポン、最近ではスピードなどと呼ばれる）が最も多く出回り、中高校生における覚せい剤の乱用、慢性中毒者による殺傷事件などが社会的にも大きな問題となっています。

ソフト・ドラッグの代表ともいえるマリファナ類（大麻、カンナビス、ハッシシ）などはすでにオランダ、ベルギーでは法的に解禁され、他の欧米の国々でも、解禁されていないまでも、積極的に取り締まろうという動きはありません。オランダでは「コーヒー・ショップ」という名前のついた店でマリファナの購入や吸引が可能であり、少量であれば個人で使用することが認められています。東京駅のモデルになったというアムステルダムの中央駅を降りて繁華街の方向に歩いて行くと、「飾り窓」がある運河沿いなどに数多くのコーヒー・ショップが営業しています。こうした店の多くは観光客でにぎわい、不健康な雰囲気はありません。

マリファナそのものの作用はマイルドであり、他のドラッグのように重大な精神依存、身体依存を形成するということもほとんどなく、精神病症状を誘発することも非常にまれです。マリファナの使用を積極的に推奨するつもりはありませんが、覚せい剤などの強力な薬物と同じように、一律に危険なものとして扱うべきではありません。マリファナの使用を大罪を犯したように報道することはナンセンスです。

欧米ではソフト・ドラッグの使用は認めるかわりにハード・ドラッグの使用は断固として許可しないという施策が一般的ですが、日本の行政はこのような柔軟な思考は持てないようです。ソフト・ドラッグの使用者が必ずしもハード・ドラッグの乱用に移行するものではないことを、欧米の研究は明らかにしています。さらに薬物事犯の受刑者に対して、刑務所内で依存に対するリハビリテーション治療を開放的処遇で行なっている点などは、日本もみならうべきでしょう。日本の当局者は、単に罰すればよいとしか考えていないからです。

わが国の乱用薬物の中心である覚せい剤は、中枢《ちゅうすう》神経系に強い作用を持っています。覚せい剤は激しい精神依存を形成するだけでなく、統合失調症でみられるような幻覚や妄想を出現させることがあります。これを「覚せい剤精神病」と言います。さらに恐ろしいことには、薬物の摂取をやめてからも、約一〇パーセントの患者においては長期間、症例によっては何年にもわたってこのような幻覚や妄想が持続する場合があります。このような状態を、「覚せい剤精神病の遷延《せんえん》持続型」と呼んでいます。

覚せい剤はかつて太平洋戦争時に特攻隊のために用いられました。戦後、このストックがヒロポンという名で一般市場に出て大流行しましたが、その後の取り締まりのために、いったん姿を消しました。これが覚せい剤の第一次乱用期です。しかし、七〇年代からは暴力団の資金源として、再び大量に出回るようになり乱用者が急増しました。これを覚せい剤の第二次乱用期と呼んでいます。

覚せい剤事犯の検挙者は昭和二十九（一九五四）年の五万五千六百六十四人をピークとし、その後はいったん激減しました。が、昭和四十五（一九七〇）年以降再び増加し、現在まで年間二万人前後で推移しています。最近では周知のように、乱用者は低年齢層に広がっています。

森永清君が警察官六名によって松沢病院の救急外来に連れて来られた時、彼は全身拘束衣を着せられ、目をカッとむきだして身体《からだ》中を硬くした緊張状態にありました。背が高く、髪を短く切りそろえた彼は、いかにも暴力団員風の迫力がありました。時間は深夜の三時三十五分でした。

警察の記録である「保護取扱簿」によれば、森永君が拘束されたのは大田区蒲田のビジネスホテルでした。発見時の状況としては、「要保護者（注＝森永君をさす）は、上記日時、場所において、ドアや壁などを叩《たた》き、暴れたもので、精神不安定な状態になっていたため、このまま放置すれば、本人の生命、身体、財産に危害が及び、自傷他害の恐れがあったので、その保護を認めた」と、あまり要領を得ない文章で記されています。

警察官による保護の開始時間は、深夜零時四十五分、その法的根拠としては、用紙の「精神保健法三十九条二項」のところに印がついており、また発見者として、蒲田駅西口派出所のＪ巡査の署名がありました。

森永君は覚せい剤の乱用者でした。

横浜市生まれ、中学卒業後十六歳で家を飛びだした彼は、まもなく暴力団に仲間入ります。やがて覚せい剤の味を覚え、二十三歳の時に、覚せい剤所持のため刑務所に服役しました。その後も、覚せい剤関連だけでなく、強盗事件まで起こして数回、刑務所に入所していました。

数年前、そのあまりの乱用のために精神的に不安定になった彼は、割腹自殺を図っています。長野県内の路上で腹部を包丁で二十センチあまり切り、自らの腸管をも引っ張り出しましたが、奇跡的に一命を取り止めました。その後は、八王子にある医療刑務所に服役しました。医療刑務所では、幻聴、幻視などの症状がみられたため、抗精神病薬を継続的に服用していました。森永君が医療刑務所を出所したのは、松沢病院受診のわずか三日前のことでした。

精神科の救急外来で、彼は、「狙《ねら》われている気がする」、「いっぱい何かが来て、体がビリビリする」、「いろいろな物が入り込んできて、わからなくなる」など妄想的な色彩の恐怖感を語りましたが、その多くは独り言か呟《つぶや》きのようであり、きちんとした言葉になりませんでした。左肩に大きな刺青《いれずみ》があり、また腹部には割腹自殺の跡が痛々しく残っていました。

入院後の森永君は時々険しい表情をしたり、服薬を拒否したりしました。また急に声を荒らげて怒声を発することもありましたが、暴力行為に及ぶことはありませんんでした。

森永君には、時々先輩の組員Yさんが面会に来ていました。組の方では、生活費の面倒はみるが、組とは縁を切って欲しいという話でした。彼の精神状態はしだいに改善してきたので、一度Yさんのマンションに外泊させましたが、飲酒した後、「光が飛んで来る」、「誰かに責められる」などの病的体験がまた出現しました。しかし幸いなことに、幻視や被害妄想はまもなく消退し、結局二か月あまりで退院することができました。

しかし、彼の寛解《かんかい》状態（治癒に近い安定した状態のこと）は、長くは続きませんでした。退院から半年あまり経過した翌年の四月頃より、「電波が来る」などの幻覚症状が散発的に出現するようになりました。さらにその翌月には、「組から一億の金が入る」という誇大妄想、「友達の霊が自分の体に入って来る」という体感幻覚、「S（彼の友人）がハジキを持っておれを殺しに来る」という被害妄想も出現しました。

そして数週間後の深夜、興奮状態で無銭飲食をしたため、警察官に拘束され、再度松沢病院に入院することになりました。この頃には、「ある女流作家と結婚することになっている」と、その女性の家に何度も出かけるなどの奇妙な行動もみられていました。しかしこの二回目の入院時、森永君の尿から覚せい剤反応は検出できなかったため、覚せい剤は使用せずこのような状態に陥っていたと言えます。

二回目の入院では、なかなか症状の改善は認められませんでした。しばしば服薬を拒否し、職員を怒鳴ったり、睨《にら》みつけたりすることもありました。「地球はオレを中心に回っている」、「O医師（外来担当医）や政治家（実名をあげていた）などから頼まれた。彼らとは、心の中で話をしている。オレがここに入院しているのは、クスリの実験のためなんだ」などというような、空想的な話を頻繁に発していました。

森永君は十代からの乱用の後に発症した「覚せい剤精神病」でした。彼の場合、当初は覚せい剤の使用によって病的な症状が出現していました。しかし次第に、覚せい剤なしでも、アルコールやその他の非特異的ストレスを誘因とし、症状が出現するように変化していきました。

彼の状態は一見すると、統合失調症と類似しています。しかし森永君の場合は、統合失調症患者のように、日常生活における生活能力（ADL＝activity of daily life）が損なわれるということはありませんでした。森永君はその後も、類似の再発を繰り返していますが、現在はアパートで単身生活を送っています。

彼の病気の経過を見ると、先ほど述べた「覚せい剤精神病の遷延持続型」と言うのが適当でしょう。

二

もう一例、やはり覚せい剤乱用による患者、高星弘之さんの話をします。森永君とは状況は異なりますが、この高星さんも非常に重症な状態で入院してきました。

彼は二十代初めから覚せい剤を使用し、一年半あまり刑務所にも入所していました。高星さんは左手のくすり指と小指を「つめて」いましたが、その経緯は私たちに教えてくれませんでした。

松沢病院に運ばれて来る前の彼は、次のような病歴を辿《たど》っていました。

刑務所を出所後、彼は結婚し、義父の工場で働いていましたが、折り合いが悪く出奔し、新宿区に住む知人の田中氏宅で世話になっていました。しかしそこから、彼は突然姿をくらましたのです。

二か月後の六月に、彼は突然田中氏の家に姿を現わしました。既に覚せい剤により精神に変調をきたしており、やせ衰え幽鬼のような形相で理解できない独語を一人で呟いていたということです。三日後、田中氏が外出から夜間帰宅すると、高星さんは身体《からだ》中血だらけのまま叫んでいました。自殺をしようとして、腹部や頸《けい》部に何度も包丁を突き刺したのですが、死にきれなかったのです。すぐに救急車が呼ばれ、都内のある有名大学病院の救急救命センターに搬送されました。その間中彼は救急車の中で、「殺される」、「皆が殺しに来る」、「おれはシャブやってんだ。お前もだろ!」などと絶叫していました。

救急センター到着後も興奮状態が激しいため、ジアゼパム二十ミリグラム、ハロペリドール二十五ミリグラム、クロルプロマジン二十五ミリグラムという精神安定剤の大量投与を静脈注射で受けました。このうち、ジアゼパムはマイナー・トランキライザーでいわゆる精神安定剤ですが、他の二剤はメジャー・トランキライザーと呼ばれる抗精神病薬です。クスリによって鎮静化された後、高星さんは、外科医から傷の縫合などの処置を受けています。

検査の結果、幸い大きな血管の損傷はなく、傷そのものからは生命にかかわる事態に至ることはなかったのですが、予想外のことが出現しました。大量の薬物の投与と外傷による出血のため、急激に血圧が低下し始めたのです。一時最高血圧が三十まで低下しましたが、昇圧剤と補液により、なんとか回復がみられています。これはそのまま死亡してもおかしくない状態でした。クロルプロマジンという薬は血圧を低下させる作用があるので、静脈注射することは法的には認可されていません。しかし臨床の現場では鎮静作用に加えて疼痛《とうつう》に効果があるため、末期のがん患者などに対して静脈内投与が行なわれることがあります。

高星さんの場合、ここまで重症であれば、それも病院におけるクスリの投与によってショック状態になったことは明白であり、たとえ患者が一見してヤクザ者風の覚せい剤中毒者であろうとも、常識では救急センターで数日経過を診るべき状態でした。状態が急変する恐れがあるからです。しかし彼はその直後、転院することになりました。つまり彼は入院先の病院から追い払われたわけです。この大学病院は都心にある世間的には評判のよい病院でしたが、しばしば扱いにくい精神科患者の診療を拒否することがありました。別のケースですが、コカイン中毒で全身衰弱した患者を、まったく検査も処置もせずに松沢病院に転院させてきたことがあります。

その病院は大学病院なので当然精神科もありましたが、高星さんのケースでは自分の病院の精神科に転科することもしませんでした。彼らが行なったことは、警察に通報し高星さんを「緊急措置入院」の対象として松沢病院に移すことでした。この結果、ショックにより意識のない高星さんは入院のための鑑定を受けるため、深夜松沢病院に搬送されたのです。

精神科患者における身体的治療というのは、つねに頭を悩ますものです。特にこの高星さんのケースのように、精神症状が激しい場合は、困難さも非常に大きくなります。私見では、こういう難しいケースは施設も人員も充実した大学病院などの総合病院で扱うべきだと考えますが、現実にはなかなかそうはいきません。身体各科の医師たちも精神疾患には及び腰です。最も問題なのは、大学病院の精神科に、重症の患者の治療をしようという姿勢がほとんどないことでしょう。

日本の大学病院の精神科で扱う患者は、その多くが「上品な」、「話のわかる」患者です。大部分がうつ病圏、神経症圏であり、治療への意志がない統合失調症や薬物中毒患者の多くを、単科の精神病院に押し付けています。うつ病患者でも、自殺の危険が大きいと断られることも多々あります。高星さんの例は極端なものですが、精神科の側の心構えを変えない限り、このようなケースは少なくならないでしょう。

高星さんが救急車で松沢病院に到着したとき、彼は大量の昇圧剤の点滴を受けたままの状態でした。意識はまったくありません。刺激にも反応しない昏睡《こんすい》状態です。それでも彼は形式的に鑑定の診察を受け、緊急措置入院となりました。

幸いなことに、その後の彼の回復は順調でした。翌日には血圧も正常に戻り、意識もほぼ清明になりました。しかし、「何か言っている人がいる」、「殺されそうな気がする」などと幻聴や被害妄想を反映する発言がみられました。妻や子供の話になると、時々涙声になり、感情的に不安定な様子を示します。しかしそういう状態も二週間ほどで、かなり安定したものになってきました。

こういう言い方が適当かどうかわかりませんが、高星さんは素直で「気持ちのいい人」でした。覚せい剤の中毒者であり、暴力団関係者で、さらに刑務所の入所歴もあるとなると、どうしても、「ぐれた」人格なのではないかと経験上勘ぐってしまいます。実際、このようなタイプの患者は少なからず精神病院に出入りし、他の患者にけんかをふっかけたり、弱い患者を脅してたかったり、病院にアルコールやシンナーを持ち込んだりするので、ついついスタッフも警戒的になります。お礼参りが恐いので、スタッフも及び腰になります。

高星さんには、いっさいそのような気配はありませんでした。医師や看護スタッフの指示は守り、病院のきまりも遵守《じゅんしゅ》していました。周囲の患者に対して、優しい心遣いを示してもいました。夫婦間がぎくしゃくしていたので多少時間はかかりましたが、約一か月ほどで彼は退院していきました。ぜひ回復して社会復帰して欲しい、そう私たちに感じさせる患者だったのです。

しかし高星さんのケースも、森永君の場合と同様に、その後順調な経過をとるというわけにはいきませんでした。

彼は退院後、通院はせず建築現場で働き一時は安定した生活を送っていましたが、大量飲酒をきっかけに幻聴と被害妄想が再び出現しました。このため約半年後に二回目の入院をしています。これ以後、彼の本格的な転落が始まりました。

飲酒や妻の実家との諍《いさか》いなどの非特異的なストレスを契機として、容易に精神症状が出現し、またそれが呼び水となり短絡的な行動に走るようになったのです。大量にクスリを服用してみたり、再び覚せい剤を使用したり、病院に入院中にもかかわらず無断で離院したりすることが何回かみられました。

結局離婚し、彼は病院の近くにアパートを借りて、単身で住むようになりました。その後も現在に至るまで、しばしば大量飲酒をきっかけに被害妄想が活発になり、入退院を繰り返しています。時には、包丁を手に深夜に来院したこともありました。幸い、暴力行為はありませんでしたが。

高星さんは、大人の男性としてはあまりに精神的に弱々しいのも確かでした。ありきたりの解釈ですが、覚せい剤に走ったのも、その性格の弱さによるものかもしれません。また森永君の場合と同じように、覚せい剤を使用しなくても、飲酒などの刺激で簡単に幻聴や被害妄想が出現する「遷延持続型」となっていました。

このように覚せい剤は一時的な興奮状態をもたらすだけでなく、脳機能を永続的に、それも悪い方向に変化させる作用を持っています。そのメカニズムが判明すれば精神病の理解は大きく進展すると思いますが、現在の科学レベルではその解明は遠い先のことになると思います。

三

覚せい剤中毒の患者ではありませんが、長坂隆君も忘れられない一人です。

彼はそれまでに殺人を二度犯していました。それは、正確には、殺人ではなく傷害致死と言うべきなのかもしれません。

一度目は、未成年の時、いわゆる不良同士のいざこざの際に、彼は相手を殴り殺しました。そのために、彼は少年院に入りました。

そして彼の二度目の殺人は、ある民間精神病院の中でのことでした。原因は些《さ》細《さい》なものでした。自分の洗濯物が物干しから紛失し他の患者の洗濯物が干してあったことに腹を立て、その相手の患者の顔や腹を見境なく殴ったのです。このため、相手は意識不明の状態となり、救急病院に収容されましたが、内臓破裂で死亡しました。

長坂君は、有機溶剤の常習者でした。シンナーに酩酊《めいてい》して興奮し、傷害事件を何度も繰り返していました。

彼は東京の三多摩地区の生まれです。旋盤工でアルコール好きだった父親を早くに亡《な》くしていました。母親と二人暮しでしたが、彼女は軽度の知能障害があり、読み書きにも不自由していました。私が長坂君に会った頃、姉二人はすでに結婚して、家を出ていました。

長坂君は子供の頃より粗暴で、地元の問題児でした。彼はすぐ自分の感情のコントロールができない状態になりました。最近の診断基準にあてはめれば、「爆発性人格障害」に相当します。彼は中学時代より地元の不良グループに入り、けんかや校内暴力事件をたびたび起こしました。また自宅でも、特に母親に対して、少しでも気に入らないことがあると、ベルトの金具で殴る、蹴《け》るの暴行を加えました。中学三年の時には、恐喝と傷害のために補導されています。

中学卒業後一時塗装工として働きますが、シンナー吸引の常習者となり、すぐに仕事はやめてしまいます。このため数回、鑑別所に入所しました。出所しても、シンナーの乱用や粗暴な行為は以前と同様にみられていました。

何度も問題を起こした彼を、警察は徐々に相手にしなくなります。そのため、長坂君はシンナー乱用者として、精神病院を転々とすることになったのです。病院の中でも、彼は荒れました。小さなトラブルですぐに激昂《げきこう》し、他の患者につかみかかったり、殴りかかることが頻繁にみられました。

長坂君には、はっきりした幻覚や妄想は出現していません。ただいくら大量の投薬をしても、その粗暴な行為をコントロールすることはできませんでした。入院中の病院で保護室を文字通り破壊したり、自宅にいる時通行中のオートバイや納涼会のテントに向ってはっきりとした理由もなくバットで襲いかかったこともありました。

私が初めて長坂君に会った時、彼は保護室の住人でした。入院して何か月か経《た》っていましたが、興奮のしやすさはまったく治まっていませんでした。身体の中には、途方もない怒りと激情のエネルギーが詰まっているようでした。

「中屋先生、恨みますよ。おれが病院を出たら、必ずぶっ殺しにきますよ」

興奮し一荒れした後、看護士たちに押さえつけられ、長坂君は主治医の中屋医師に必ずこう言って毒づきました。中年の中屋医師は小心なせいか、逆に患者を少々見下す傾向がありました。

その時、長坂君は保護室の中で、床の上に敷かれたマットの上に横になっていました。彼の周囲を四、五人の看護士が囲んでいます。彼はその姿勢のまま、中屋医師の顔に向けて唾《つば》を吐きかけました。それが、見事に中屋医師の頬に命中したことを私は覚えています。周りの看護士たちは怒りながらも、にやっとしていました。

保護室の中は、奇妙な臭いがします。消毒用のアルコールの刺激臭、患者の食事の残飯やさらには糞便《ふんべん》の臭いなどが混じり合った何ともいえない腐臭で満ちています。

「先生、おれをどうすんの！　注射なんかしたら承知しないよ！」

身動きできない長坂君は、言葉で必死に抵抗していました。中屋医師はそれを無視し、看護士に指示を出しました。

「サイレースをつめて。あと、LPを二アンプル、後で筋注」

サイレースとは、ベンゾジアゼピン系の入眠剤です。電気ショックをする前に、患者を眠らせるためによく用いていました。またLPとは、前述しましたが、レボメプロマジンという強力な精神安定剤のことです。

長坂君は突然立ち上がろうとしましたが、看護士たちが両側からそれを制しました。彼の肩と腕が押えられ、駆血帯が巻かれました。私はサイレースの入った十ミリリットルの注射器を受け取り、長坂君の太い静脈に針を入れました。

「なんだよ。ちくしょう。お前ら、覚えてろよ……。絶対に殺してやる」

彼は電気ショックを行なう直前まで完全には入眠せず、ずっと怒り続けていました。しかも電気ショックを数回受けたくらいでは、長坂君の興奮は治まりませんでした。投薬の量が増えると、「なんでクスリが増えたんですか？」クスリは飲みません。第一病気じゃないです。勝手に入院させたんじゃないですか」とスタッフを威嚇《いかく》します。その後いったん納得したかと思うと、すぐ手のひらを返したように、「中屋先生は藪《やぶ》だ。明日きたら、ぶっ殺してやりますよ」と怒鳴りつけ、さらには近くにいた他の患者に、「生意気だ。首をへし折ってやる。土下座しろ」と暴言を吐くのでした。

長坂君の格闘は、十年あまりに及びました。彼は興奮し荒れ狂い、そのたびに保護室に入ることを繰り返しました。彼は主治医を恨み、取り押さえる看護士を恨み、また自分を受け入れようとしない家族を恨んだのです。

私が彼の担当医であったとき、家族をようやく説得し退院させたことがありました。病棟の中でひと月あまり彼の感情は安定し、問題を起こすことはなかったからです。おそらく二週間は自宅でもつのではないか、それが私の予想でした。一生懸命自分の感情を爆発させないようにしている彼を見て、私も心を動かされたのです。たとえわずかな期間でも家に帰してあげよう、私はそう考えました。

しかし残念ながら、私の見立て違いでした。家に帰るなり彼は興奮しはじめ、母親を怒鳴りつけました。自分を入院させたのは、お前のせいだと母親をなじったのです。それでも長坂君は、母親を責めるのは筋違いだと思ったのかもしれません。彼は自分の気持ちを落ち着かせるためか、何回分かのクスリをまとめて飲みました。真夜中、大量のクスリによる酩酊状態のため歩くこともできなくなり、彼は病院に戻ってきました。退院して半日しか経っていませんでした。

長坂君は今でも松沢病院に入院しています。すでに三十代となり、年齢のせいか以前ほど激しく興奮することは少なくなりました。開放病棟に移り院内の作業に参加したりしています。

四

長坂君に限らず、精神病院には殺人歴のある精神疾患患者が多数入院しています。しかし日本にはこうした患者のための専門の治療施設は存在していません。

二〇〇三年七月の国会で「心神喪失者医療観察法」が成立しましたが、おそらくこの章で述べた長坂君は、この典型的な該当者とされることでしょう。

この法律は、殺人・放火などの重大犯罪を犯した犯人が、心神喪失あるいは心神耗《こう》弱《じゃく》によって裁判前に不起訴処分になったり、裁判で無罪あるいは執行猶予《ゆうよ》になった場合を想定しています。こうした患者の入退院は病院の裁量に一任されてきたわけですが、新たに一名の裁判官と一名の精神科医の判断により、一定期間の強制入院や保護観察下における強制的な通院が可能となりました。

　この新しいシステムに対しては、各方面からさまざまな批判が寄せられています。実際にこれが運用されるのはしばらく先になるでしょうが、精神医療と司法が協力してこうした「触法精神障害者」の処遇と治療の問題にあたることは、医療行政的に画期的なことには違いありません。

　問題点をあげるとするならば、まず第一に、日本では司法精神医学がまったく育っていないことでしょう。欧米では司法精神医学は一般の精神科からは独立しており、独自の組織とスタッフを持っています。そこでは専門的な施設があり触法精神障害者の治療、研究を行なっています。日本にはマスコミ好き・テレビ好きで犯罪マニアのための「鑑定屋」をしている精神科医は何人かいますが、彼らはほとんど現場での治療経験がなく、実際の役に立つとは思えません。しかし一般の臨床を行なっている精神科には、司法精神医学の経験や知識がほとんどありません。

　またもう一つ重大な点は、治療施設の問題です。これまで、わが国の触法精神障害者は、どんなに凶悪な犯罪を犯していようと多くは民間の普通の精神病院で治療をされてきました。そこでも問題を起こした場合、公立の施設が嫌々引き取るというのが、だいたいの流れでした。

公立の施設についても、暴力傾向の強い患者を引き取る病院はわずかしか存在していません。国立の精神病院の多くは、ほとんどそうした患者を拒否してきました。このため、一部のいわゆる「劣悪な」病院がどんな患者でも収容するようになり、精神病院を舞台にした不祥事が繰り返されてきたわけです。昭和五十九年の宇都宮病院事件では、看護スタッフによる暴力や多数の患者の不審死が明らかになりました。当時宇都宮病院はあらゆる種類の患者を受け入れる病院として知られており、他院が治療を拒否した暴力傾向の強い患者や触法歴のある患者を関東全域から多数入院させていたのです。この事件は起こるべくして起きたものでした。

次の章で述べるイギリスの保安病棟のようなものがはたして今後日本で建設されるのかどうか、興味が持たれるところです。今まであげた患者たちも、いずれこのような特殊病棟の住人になるのでしょうか？

第八章

regional secure unit

保安病棟

一

英国、そしておそらく欧州最古の精神病院であるベスレム王立病院（以下、ベスレム）は、一二四七年にサイモン・フィズマリーという篤志家《とくしか》によって、ロンドンの中心部ビショップ・ゲートに修道院として建設されたと伝えられています。その場所は、世界の金融の中心であったシティーと貧しい人々の居住区であるイースト・エンドの境界付近、現在のリバプール・ストリート駅のあたりになります。

ベスレムがどのような経緯によって精神病患者を扱う施設になったのか、その詳細は明らかになっていません。しかし、古い文献によると、一四〇〇年代はじめには、「魂を奪われた男女」を収容しているという記載がみられます。他の国々の施設の場合と同じように、ベスレムにおいても、当初は精神病患者だけを扱っていたのではなく、浮浪者、貧民、他の病者も収容していました。

十九世紀まで、ロンドンの街中にあった頃、ベスレムはベドラムと呼ばれていました。人権意識の発達した最近では考えられないことですが、前述したように、そこに入院していた精神病患者達は、大衆にとって一種の見世物となっていました。一般の人々は、精神病院の中を、入場料を払って見学することができました。そこで患者たちは、まるで動物園の動物のように扱われていたのです。その詳細は『恐怖の都・ロンドン』（スティーブ・ジョーンズ、友成純一訳、筑摩書房）に、記されています。

「患者は一〇人ずつ、腕か脚を鎖で繋《つな》がれており、各人の着ているものと来たらガウンのようなものだけ。前を閉じることができない。分別があって道理の判《わか》っている者もいれば、どうしようもなくおかしな者もいる。多くの女達が、毛布を一枚与えられただけで、裸で壁に固定されていた」

こうした話は、現代ではまったく考えられないことです。しかし当時は、精神病患者の奇妙な様子を見物することは、ニューゲートの囚人の公開処刑や素手によるボクシングの試合、あるいは「エレファント・マン」やシャム双子の見世物小屋などと並んで、貧しい庶民の大きな娯楽であったことが知られています。

その後ベスレムは数回の移転の後、今世紀の初頭、ロンドン南東部の郊外にある閑静な田園地帯に移りました。周囲は人気《ひとけ》のない荒地でしたが、現在は、首都のベッドタウンになっています。

ベスレムのあるモンクス・オーチャードは、ロンドンの庭園と呼ばれるケント州に位置しています。その場所は、セントラル・ロンドンからなら車で一時間あまりの距離になります。

もしブリット・レイル（英国鉄道）を用いるとすると、列車の遅れを覚悟の上で、チャリング・クロス駅かキャノン・ストリート駅を始発とする普通列車に乗車する必要があります。いささか老朽化し、ウィークデイでもあまり乗客のいない列車に乗っている時間は、正味四十分程ですが、最寄りのエデン・パークの駅から病院の正門まで、淋《さび》しい通りをさらに二十分あまり歩かなければなりません。

私がはじめてベスレムを訪問したのは、ある初冬の一日でした。エデン・パークの駅は、何もない無人駅でした。その周囲に広がるのは、同じ造りの共同住宅です。駅前には、小さな商店が二、三軒あるだけで、寒い季節だったこともあり、人通りもほとんどみられませんでした。この訪問は、病院の中にある触法精神障害者を対象とする施設を見学するためのものでした。

英国内務省および特殊病院行政管理局が管轄《かんかつ》する「保安病棟」は、ベスレムの敷地の中で最も奥まった場所にありました。英国における触法精神障害者を対象とした施設には、二種類あります。一つは巨大な収容施設である「特殊病院（special hospital）」であり、もう一つがこの「保安病棟」です。

保安病棟とは地域保健局が運営する小規模な病棟で、重大な犯罪を犯した精神病患者と精神病質者を収容、治療するための専門施設の一つです。正式な名称は、「地域保安病棟（regional secure unit）」と言います。

英国ではこの種の施設として、世界に先駆けて、すでに十九世紀にブロードモア特殊病院が設けられていました。病院という名はついていますが一種の刑務所です。また役割としては、これから説明するデニス・ヒルなど保安病棟の上位機関に相当するものと言えます。

特殊病院は最高の保安施設であり、周囲を高い塀で囲まれ、警備には万全の措置がとられています。少々大げさな気はしますが、そこではたとえば壁の写真を撮るだけでも、守衛に連行されフィルムを没収されてしまいます。入口では厳重なボディ・チェックを受け、カメラなどは預けるように指示されます。

しかしその後ランプトン、パークレーン、アッシュワースと辺境の地に特殊病院が増設されたにもかかわらず、これらの病院が過剰収容となった上さまざまな不祥事が頻発したため、特殊病院の機能を地域に分散する目的で、小規模の治療施設である保安病棟が設立されました。

現在では一施設あたり二十から五十床程度の小規模な保安病棟が、イングランドとウェールズに約九百床運営されています。保安病棟は、特殊病院および刑務所から犯罪性の精神障害者を受け入れ、その治療と社会復帰を主な業務にしています。

英国では特殊病院とこの保安病棟を併せて、約二千五百床の病床が必要であると提言されています。人口比を考えると、日本では六千床以上の保安施設が必要となるわけです。

ベスレムの保安病棟には、「デニス・ヒル・ユニット」という名が付けられていました。デニス・ヒルとは、英国の過去の高名な精神医学者の名です。この病棟は二十五床の小規模な病棟で、ブロードモア特殊病院やロンドン近郊の刑務所などから患者を受け入れています。患者の大半は、殺人、傷害、強姦《ごうかん》などの重罪を犯した精神病患者、それも主として統合失調症患者でした。一部には性犯罪を犯した精神病質者も含まれています。

デニス・ヒルの患者の多くは二十代から三十代の若者で、また人種的には黒人がかなりの数、おおよそ半数以上を占めていました。彼らの多くはかつて英国領であった西インド諸島からの移民またはその子孫で、アフロ・キャリビアンと呼ばれていました。異人種の患者の多くは、貧しく悲惨な境遇にあるものが少なくありませんでした。犯罪とドラッグと自らの病が、彼らの境遇をさらに固定化していったのです。

豊かな緑の樹木に包まれた広い敷地の中に、ベスレム病院の赤い煉瓦《れんが》の病棟が点在していました。そして目指すデニス・ヒル・ユニットは、一見山小屋風の二階建ての瀟洒《しょうしゃ》な建物でした。

それは、病院の敷地の一番奥に、ベスレムの他の病棟と近接する形で建てられていました。くすんだ赤い煉瓦造りの外壁を、勾配《こうばい》のゆるい茶色の屋根が覆《おお》っています。窓は大きく、また数が多く、落ち着いた焦《こ》げ茶色の枠で縁取られていました。建物全体は、別荘地にあるロッジのようにも見えました。病棟の部分は、十字型の平屋です。病棟と隣接して、二階建ての管理棟が建設されていました。管理棟の玄関のドアは大きな強化ガラスが取り付けられ、視界が広く採光がよくとれていました。受付にいる女性秘書が来訪者を確認し、遠隔操作で開ける方式になっていました。

待合室に入ると、その壁には大きな鍵棚《かぎ》の金庫がありました。出勤した職員はここから鍵を取り出し、一日の勤務を終えた帰宅時に戻す決まりでした。そして、病棟の中に入るには、刑務所のように、二重のロックドアを通って行くことが必要でした。ここも念入りに管理されており、一方のドアがロックされてからでないと、もう一方のドアは開かないしくみになっていました。

患者の病室は広くはありませんでしたが、清潔で快適でした。部屋はすべて個室でした。大きさ二・八×三・九メートルのワンルームには、ベッド、机と椅子《いす》、小さな洋服かけなどが置かれていました。患者は、ラジカセやポスター、縫いぐるみなどを部屋の中に持ち込んでいました。

「ここは、小さな城郭と言ってもよいのかもしれない」

それがデニス・ヒルを見たときの、私の最初の印象でした。

病棟への出入りは厳重に管理されていましたが、実際のところ、デニス・ヒルの中に入院しているのはいたって平凡な患者が大部分でした。保安病棟の患者は、すでに他の精神病院や刑務所などで数か月以上経過を観察されているので、急性期の患者は入院していないのです。

日本の精神病院において、興奮の激しい患者を見慣れていた私は、デニス・ヒルを見てむしろ肩透かしをくった気がしました。たとえば興奮が激しいため、少しでも目を離すと、すぐ他の患者や職員に対して襲いかかってくるような狂暴な患者などというものは、存在していません。松沢病院の入院病棟の方が、はるかに重症の患者を収容していました。

基本的にデニス・ヒルは、慢性期の精神病患者を対象とした社会復帰のための施設です。

患者がこの病棟に入ってくるのは、急性期の精神症状が消退してから何か月か、ケースによっては何年も経過してからになります。したがってこの病棟では、患者の状態に応じて、院外にあるデイ・センターに通所したり、あるいはベスレムの院内にある作業センターを利用するなど、さまざまな試みが行なわれていました。

病棟の中はむしろ、寮のような雰囲気でした。スタッフも普段着のまま勤務しています。スタッフの半分は、パートタイムの、資格のないアシスタント・ナースで、若い大学生が大部分を占めていました。

一階の明るいガラス張りのドアを抜け、私たちは二階にある会議室に通されました。そこで私たちを出迎えたのは、黒人の青年でした。彼は、管理マネージャーのジョン・ギルと名乗りました。

「この建物は一階が病棟で、二階が管理部門となっています。今日これから、入院患者のカンファレンス（症例検討会）がここであります。病棟を一回りしたらぜひ出席して下さい」

ギルは背の高い三十代後半と思われる精悍《せいかん》な青年でした。英国の病院では日本と異なり、「院長」には医師ではなく事務官が就任することが多いのですが、彼もまた、看護畑出身の事務官でした。

彼は私たちを連れて、軽快な足取りで階下に降りました。病棟の内部は、病室というよりも、市街地のフラット（共同住宅）の中にいるような錯覚すら覚えました。しかし、建物の周囲に張り巡らされた高い金属のフェンスは、嫌でもそこが単なる住居ではなく一種の収容施設であることを思い起こさせます。

「現在、ここには二十五名の患者がいます」

歩きながら、ギルが説明します。

「患者の入院期間は一年半までとされています。入院当初は診断と今後の方針を立てるために、患者の行動は厳しく制限されますが、安定した状態になると、外出も認められます。初めはスタッフが同伴しますが、問題がないようなら一人で行かせるようになります」

「ぜいたくなものですね」

一緒に見学していた、年配の永島医師が独り言のように言いました。彼は地方の精神病院に勤務をしていました。

「それはどういう意味ですか？」

「この病棟に、職員はどれほどいるのですか？」

「看護職員の定員は患者の倍で、約五十名ほどです。その他にケースワーカー、心理士などが数名ずつ配置されています。常勤の医者は現在四人ですが、他にレジデント（研修医）がいる場合もあります。常勤医の二名はコンサルタントです」

英国の医療制度では専門医制度が重要であり、医師がコンサルタントと呼ばれる専門医になるとその権限は非常に大きいものになります。コンサルタントになれるのは医学部卒業後およそ十年目から十五年目ですが、有色人種には厚い壁があります。コンサルタントは英国の国営医療システム（NHS＝national health service）に所属しながら、保険外で個人診療をしてもよいという特権も持っています。

「まったく、うらやましいもんですね。日本だったら、一番スタッフの多い公立病院でも看護婦はこの三分の一以下です」

「確かにこの病棟は恵まれていると思います。しかし、われわれはそれにふさわしい仕事は十分にしています」

ギルは永島医師の言葉にややむっとしているようでした。

日本の一般的な精神病院では、急性期病棟であっても、患者五十名に対して看護スタッフの数は十五名程度です。松沢病院のように重症例を扱っている病院でも、その数字はあまり変わりません。私立の病院ではさらに少ない看護スタッフで、多くの患者を診ていることもあります。したがって、デニス・ヒルが人員的に非常に恵まれていることは確かです。

二

英国は民主主義の発祥の地ですが、また抑圧と弾圧の歴史を抱えた国家でもあります。これは、その歴史が異民族による征服と内乱の連続であったことにも原因があるのでしょう。歴史を繙《ひもと》けば、それはケルト人の移住に始まり、ローマによる征服、アングロ・サクソン人の流入、その後のヴァイキングやノルマン人の侵入へとつながっていきます。

英国を訪れると、予想以上に各地域の独立性の強いことに驚きます。ウェールズではウェールズ語が、スコットランドではゲール語が未《いま》だに使われている地域がありますし、医療制度においても、地区の独立性が小さくありません。保守党のサッチャー、メイジャー両政権下では中央集権化が進められてきました。しかし政権を奪還した労働党は、再び地方分権政策をとっています。

一般に英国において法は厳格に尊重されるものとしてあるわけですが、それは固定化したものではなく、同時に柔軟に変更されるものとして存在しています。精神科患者に関する「法」についても、また同様です。

精神障害者の法的処遇について規定している英国の精神保健法は、日本をはじめとする各国の手本となってきました。しかし、わが国の精神保健福祉法と、英国のものとでは、根本的な部分で大きな違いがあります。それは、先に述べた触法精神障害者の扱いに関する部分です。ちなみに、英国の精神保健法がカバーしている地域はイングランドとウェールズであり、スコットランドと北アイルランドでは別の規定があります。

英国においては、精神医療と司法の間に古くから密接な関係がみられ、十九世紀初めより触法精神障害者の処遇は、最終的な決定権を司法的、行政的判断に委《ゆだ》ねるという枠組みの中で発展してきました。

詳しく述べると、その歴史は、およそ二世紀前、一八〇〇年に起きた事件に始まります。この有名な事件は、ある妄想型の統合失調症患者が当時の国王、ジョージ三世を狙撃《そげき》したというものでした。彼は精神障害者であるため刑務所に送られず、ベスレム王立病院に収容されました。その期限は、「陛下の御意のまま」とされました。これはすなわち、無制限ということです。この事件をきっかけに、議会では「犯罪性精神病者法」が成立しました。

さらに一八四三年に、妄想状態にあったマクノートンという人物が時の首相R・ピール卿《きょう》を殺害しようとして、誤って秘書を射殺するという事件が起こりました。これをマクノートン事件といいます。この事件以後、「犯罪行為の際に、被告人が精神疾患のために、自分のしている行為の性質が分からず、またそれが分かっていても、自分は誤ったことをしているということが分からないほど理性が欠けていた場合、刑事責任能力を無能力とする」という「マクノートン・ルール」が一般的になりました。このマクノートン・ルールは、ほとんどすべての国で認められています。

そして重大な犯罪を犯した精神障害者を収容する施設として一八六三年に開設されたのが、特殊病院であるブロードモア病院です。その後、特殊病院は現在まで計四か所に設立されています。中でも、ブロードモアの名前は世界的に有名となっています。

たとえば、ミステリ界の大御所であったカーター・ディクスン（ディクスン・カー）のミステリでは、探偵のメリヴェール卿が犯人を「ブロードモア精神刑務所に送ってやる」と宣告しています。

英国の精神保健法は一九八三年に大幅に改正されました。しかし依然としてこの法においても、二百年前からのその流れは変わっていません。犯罪を犯した精神障害者の強制入院は裁判所の命令で行なわれ、重大な犯罪に関しては、退院の決定についても司法機関が強い権限を有しています。

病棟の雰囲気が「穏やか」であることに加えて、デニス・ヒルの訪問者が意外に感じることがもう一つあります。このことは前述しましたが、患者の半分あまりは、アフロ・キャリビアンと呼ばれる黒人であることです。

彼らの多くは、旧英国領であった西インド諸島からの移民かその子孫でした。劣悪な環境と貧しい生活が犯罪を生み、そうした患者が病気を発症することでさらに犯罪を犯しやすくしてしまう。世界中のどこでもみられる貧困と犯罪、それに疾病《しっぺい》の関連した構図がここでも認められました。郊外の病院に行くと黒人の数はさほど多くないのですが、ロンドンをその担当エリアとするデニス・ヒルでは多数の黒人患者が治療を受けていました。英国が多額の国費を使って黒人の精神科患者のケアをしている点は、植民地時代のツケを払っていると見ることもできますが、一方揺らぎのない福祉理念を持っているととらえることも可能でしょう。

黒人であるデニーは、ブロードモア特殊病院から移送されてきた患者でした。ジャマイカからの移民の子として生まれ、育った場所はロンドン南部の町ブリクストン。ブリクストンは有色人種の多い地域で治安が悪く、また近くに刑務所があることでも知られています。

デニーはほとんど学校に行きませんでした、というよりその環境にはありませんでした。父親は行方不明で、母親は子供三人のために稼ぐのに手いっぱいでした。十三、四歳になると、デニーは似たような境遇の仲間たちのグループに入り、万引きやかっぱらいをするようになりました。カンナビス（マリファナ）の吸引を覚えるようになったのは、間もなくのことでした。その後に発症したデニーの精神病とカンナビスの乱用に、はっきりとした関連があるかどうかはわかりません。少なくとも、これまでの報告では、覚せい剤とは異なり、マリファナが精神病的疾患そのものを起こすことはまれであるとされています。ただ、精神病の発症を促進するという報告はあります。

十八歳のとき統合失調症を発症したデニーは、幻覚妄想状態となりロンドン郊外の精神病院に数か月間入院しました。退院後彼は地域ケアのプログラムに回されましたが、間もなく服薬を中断してしまったのです。そして再発、精神運動興奮状態となり、路上で見知らぬ中年男性をナイフで刺殺したのでした。

やがてデニーは「危険な触法精神障害者」と認定され、ブロードモア特殊病院に収容されました。彼はそこでの数年間穏やかに過ごすことができたため、デニス・ヒルへの転院を許可されました。もちろん彼の病気が治ったわけではありませんし、クスリを飲み続ける必要がありました。「アフロ・キャリビアン」の患者は、たいていの者がデニーと同じような顚末《てんまつ》を辿《たど》り、ここに収容されてくるのです。

三

英国の触法精神障害者に関する保安システムは、わが国をはじめとして各国の手本となっているものですが、それに対する批判も少なくありません。すなわち、英国においてもいわゆる「人権派」からの批判があります。これは、特殊病院を中心とした保安システムを非人道的で、非人間的であると糾弾するものです。

しかしこれとは逆に、保安システムをさらに強化しなければならないという主張も根強くあります。このあたりの状況は日本と同様といえます。ただ日本と異なるのは、こうした議論を表立ってすることがタブーとなっていない点です。

一九九八年七月十四日の英国の朝刊紙「ガーディアン」は、黒人少年の顔写真を大きく掲載し、次のようなタイトルをつけています。

「システムの欠陥」

この写真はダニエル・ヨゼフ。精神病と診断された。

なぜ彼は殺人を犯すことを許容されたのか？（傍点筆者）

紙面によれば、ダニエルはデニーと同様に、英国育ちのアフロ・キャリビアンでした。そして当時十八歳の彼は精神病患者であり、また残酷な殺人者でもありました。

ダニエルは、幼い頃から不運でした。幼児期の感染症のため、聴覚障害が残りました。十分な医療が受けられなかったのが、原因の一つです。貧困から脱出しようとレスリングの選手を目指し、その後フットボールに変更しますがやがて挫折《ざせつ》します。

十七歳のとき、彼は精神病（おそらく、統合失調症）を発症しました。そして一年あまり、モズレー病院という、ロンドン南部カンバウェルにある歴史のある精神病院で過ごすことになりました。担当医は彼を思考障害と妄想がみられる「精神病」であると診断し、リスペリドンという抗精神病薬を処方しました。

退院後、彼は家族から離れシェルタード・ホーム（ケースワーカーなどが管理する精神疾患患者のための住居）で暮らしましたが、やがて服薬をしなくなり、通院も拒否するようになります。凶行の二か月前、やせ衰え暴力的となった彼は継父の車を盗み、それを事故で壊しています。さらに彼が交際していた少女に話しかけた男性や継父に、衝動的な暴力を振るいました。被害妄想が活発になっていたのは、明らかでした。事件の直前、一月初旬には地域の保健婦が、ただちに入院が必要であると勧告しています。

ガーディアン紙は、ダニエルの犯行を次のように記載しています。

「今年の一月二十二日、ダニエルは南ロンドンのブリクストンにあるフラットのドアを蹴破《けやぶ》って寝室に侵入し、眠っていた女性カーラ・トンプソンの髪の毛をつかみ床を引きずり回した。（中略）彼は殴る蹴るの暴行をし、頭部を壁が血液で赤く染まるまで叩《たた》きつけて殺害した。その後、髪の毛を燃やそうと火をつけたがそれに失敗すると、遺体を裸にしてロープで首を絞めた」

死亡した被害者カーラは、ダニエルとは顔見知りの五十代の女性でした。彼女はシェルタード・ホームで一時彼の面倒を見ていた人物でした。ダニエルはカーラの遺体を駐車場に放り出した後、隣室の別の女性宅に押し入ります。その女性を殴打して意識を失わせ、ぐったりしたその身体《からだ》に暴行を加えながら路上まで引きずり出しました。そこで、ようやく警察が到着したのです。

治療を中断した統合失調症患者が、重大な事件を起こしてしまう。これは日本でもさほど珍しいこととは言えません。ただ大きく違うのは、その後のマスコミの反応です。

日本においてこのダニエルと同様の事件が起きれば、程度の差こそあれ、マスコミによって加害者の家族が「なぜきちんと患者の面倒を見なかったのか」と非難されます。二〇〇三年の長崎市で起きた少年犯罪でも、四歳の幼児を殺害した中学一年である少年の両親が育て方や事件後の対応に関して厳しく非難をされました。さらには国務大臣までが「少年の親は市中引き回し、打ち首」などと発言して問題になりました。

ところが、ガーディアン紙の論調は異なっていたのです。

この事件の犯人であるダニエルは、発症間もない精神病患者にしばしばみられるように、退院後ほどなく治療を中断し、その後わずかな時間で精神病症状の再発がみられました。そして、担当医を含む周囲の人々、とくに地域のソーシャルワーカーは彼の状態が明らかに悪化していることを感じていたにもかかわらず、ダニエルの殺人をくい止めることができませんでした。

このような経過について、紙面は加害者の家族を責めることはせずに、「精神保健システムの欠陥」としてとらえています。ガーディアンの記事は次のように述べています。

「地域に居住する精神病患者による殺人は年間五十件——つまり毎週一件、患者の自殺は千件に及ぶ。これらのほとんどすべては、予防可能なのだ。ダニエルに対して、だれも責任を持とうとしなかった。彼の病状が悪化したとき、『警告のベル』は鳴り響いていたのに、関係者は責任の擦《なす》り合いをしていた」

つまり、通院を中断した患者の症状が悪化した時点で「発見」し、適切な処置をとることが、社会の義務であると言っているわけです。このような考え方を、日本の行政やマスコミも見ならうべきであると思います。

四

わが国においても、一時英国のシステムをモデルにして保安病棟を作ろうとする動きがありました。十年ほど前のことです。なにも突然に「心神喪失者医療観察法案」が検討され始めたわけではないのです。ここに至るまでには、はからずも紆余《うよ》曲折の道のりがあったのです。

私の手元には「重症保護病棟」と小さな文字で記されたファイルがあります。元松沢病院院長の金子嗣郎氏が記録していたものです。

このファイルには、いくつかの貴重な資料が含まれています。最初に出てくるのは、厚生省の公衆衛生審議会の資料（一九九一年七月）です。それには、「処遇困難患者対策に関する中間意見」が述べられていました。

「処遇困難患者」とは聞きなれない言葉ですが、この報告書では次のように定義しています。

「その者が示す様々な病状や問題行動のために、一般の精神病院内での治療活動に著しい困難がもたらされる患者」とする。（中略）患者の病状が、現在の治療水準において治療抵抗性が強く、本人に対して十分な治療を行う上で、また、一般の患者を開放的な環境で治療していく上で、それらを著しく阻害する状態にあるか否《いな》かにより判定するものとする。

役人的な表現で、理解しにくい文章です。簡潔に言えば、「処遇困難患者」とは、暴力傾向の著しい患者と、過去に殺人などの重大犯罪を犯し慎重な治療を必要とする患者（つまり今で言う触法精神障害者）を含めているものです。報告書では、この処遇困難患者は、全国の精神病院の入院患者三十四万人の〇・五七パーセント、約二千人いると推定しています。

そして問題点として、これらの患者は保護室で長期間処遇されており十分な治療を受けられていないこと、一般の患者が開放的な環境で良い治療を受けることを妨げる要因となっていることをあげ、処遇困難患者に対する公的な専門病棟を設立する必要性を述べています。つまり保安病棟の重要性は、ここですでに指摘されていたわけです。

ファイルの中には、東京都の内部資料もあります。それは、東京都衛生局（現・健康局）の処遇困難患者対策小委員会の答申案でした。その内容は厚生省のものと大同小異でしたが、内容的にはさらに推し進め処遇困難患者の病棟の運営要綱を決めるなど、具体的な点まで触れています。

この答申案においては、松沢病院に建築される予定であった「精神科集中治療病棟」という名の処遇困難病棟の詳細が述べられていました。それは、ベッド数三十で、さらに病棟を入院評価ユニット、治療訓練ユニット、社会復帰ユニットの三部門に分割するユニークなものでした。

またスタッフも、三十人の患者に対し、医師三名、看護職員四十名に加えて、専従の心理士、ソーシャルワーカー、作業療法士など十名あまりを配する予定でした。これは英国のデニス・ヒル・ユニットの職員数には及ばないものの、わが国の精神科の施設としては、極めて贅沢《ぜいたく》な構想でした。

設計図まで完成していたこの精神科集中治療病棟、あるいは重症保護病棟の計画は、結局のところ頓挫《とんざ》しました。その理由としては、一つはバブル経済の終焉《しゅうえん》による東京都の予算の逼迫《ひっぱく》であり、また執拗《しつよう》な抗議や脅迫もその一因であったようです。反対者は多くの精神科患者を引き連れ、松沢病院の院長室の前で「処遇困難病棟断固粉砕」を叫んで座り込みをしたこともありました。厚生省の担当官に脅迫の電話をかけたということも聞いています。

私自身は、このような保安施設は原則的に必要なものだと感じています。しかし、仮に処遇困難病棟が完成されていてもあまり事態は変化しなかったのではないか、そう思えるのも確かです。なぜならこれまで述べたように、日本の法律では、犯罪を犯したものが精神障害者であったなら、司法はそれ以後関与しないシステムになっているからです。このような触法精神障害者に対する施設が十分に機能するためには、司法と医療の密接な協力が何よりも不可欠です。

犯罪性の強い患者が新しいシステムの病棟に入院したとしても、その後の治療方針は結局のところ主治医任せとなったことでしょう。触法精神障害者に対する強制入院、隔離や拘束に対する最終的な責任は、医療ではなく法があたるべきであると私は考えます。残念なことですが、「医療観察法」においても、最終的な患者の扱いは医療側にまる投げされる形になっています。

患者の治療をし退院を促す役目の医師が、同時に患者を拘束し長期入院を強いるのは、医療的にも心理的にも矛盾することです。暴力傾向の強い精神病患者や快楽殺人者ともなりうるサイコパスは、どの国においてもどんな社会でも必ず一定の比率で存在しています。彼らの管理をすることは、単なる医療の問題ではなく、国家と社会全体の重要な役割です。

五

さて、少年ダニエルの事件を報道した「ガーディアン」紙を見て日本とは異なる点がもう一つあります。それは精神疾患患者の実名報道の問題です。

周知の通り、わが国においては、ひとたび犯罪の加害者が精神疾患患者であることが判明すると、報道機関はいっさい実名報道を行なわないことが通例です。司法だけではなく、マスコミにおいても事件はまるで闇《やみ》の中のことのように、事件によっては存在しないかのように取り扱われるのです。当初は容疑者を実名で報道していても、その後精神科への通院歴などが判明すると匿名《とくめい》に切り替えることは少なくありません。このあたりの事情は少年犯罪とも類似しています。

その典型的な例として、一九九四（平成六）年の「青物横丁医師射殺事件」があげられます。これは出勤途中であった都立台東病院の泌尿器《ひにょうき》科医師が、京浜急行線の青物横丁駅付近で射ち殺された事件でした。容疑者として、過去に同院にて治療を受け、その後手術等の結果を不服とし担当医であった被害者に頻繁に苦情を訴えていたNがうかび、数日後に逮捕されました。

当初マスコミはこの事件を都立病院の現役医師の殺人事件として、センセーショナルに取り上げました。容疑者の名前も実名で報道されていました。しかし、その後の調べで容疑者に以前松沢病院など精神科への入院歴があり、統合失調症に罹患《りかん》していたことが判明すると、多くの報道機関は匿名報道に切り替えました。

ここでダニエルの事件について再び考えてみると、彼は精神病患者であることに加えてまだ十八歳であり、日本では少年法までもが適用される年齢です。したがって、わが国においては、実名報道どころか、顔写真が紙面に出ることなどまったく考えられない事態でしょう。神戸の「児童殺傷事件」、あるいは大阪府堺市の「通り魔殺人」、それらの事件の犯人である少年の報道に関して、「フォーカス」、「新潮45」などの雑誌が物議をかもしたことをご記憶の方も多いと思います。

しかし古い資料を見てみると、わが国のマスコミの一見人道主義的な報道方針も、それほど歴史のあるものではないことがすぐにわかります。ここに精神障害者に関する古い新聞記事のスクラップがあるので、それから引用してみます。

「狂人、六名を殺傷

松沢病院で退院間近かの男」

松沢病院に入院中の一患者が発作的に同病棟内の患者をカシの棒で殴り、一名が死亡、とり押えようとした看護人一名と患者四名が重傷を負った。廿七《にじゅうしち》日朝六時半ごろ世田谷区上北沢三の一〇四八都立松沢病院西の三病棟十二号室患者小林嘉孝(三三)(山梨県東山梨郡勝沼町)が発作的に暴れ出し、木製ベッドの桟のカシの棒(長さ約三尺)で同室に就寝中の患者、岡野正和さん(二三)の頭部を一撃、廊下づたいに一室おいた十号室で……それぞれメッタ打ちにしてなお暴れ回っているので、……小林は「みんなが私の悪口をいうので憎いから殴った」という。(朝日新聞　昭和二十七年五月二十八日)

今でこそ、「人権派」を標榜《ひょうぼう》する朝日新聞もこの通りです。もちろん他紙も同様の扱いであり、現在では差別用語とされる「狂人」という言葉も当たり前に用いられています。記事の内容からするとこの事件は、「幻聴」に基づく殺人であるようです。

次に示す記事は、昭和四十年のものです。

「狂人、校庭の学童襲う
　ナタで四人に重軽傷
　近所の青年、一瞬の惨劇」

（読売新聞　昭和四十年四月二十五日）

この報道においても、記事の中では、やはり加害者の実名報道がなされていました。私の個人的な意見としては、重大な犯罪事件においては、容疑者が精神疾患患者であったとしても、実名報道をしていくことは必要であると考えます。その場合でも報道を控えるのではなく、より詳細に事件の検証を行なうことが、社会的システムの欠陥を明らかにすることにつながると考えます。ただ現在の日本の社会状況では容疑者の関係者が、その報道のために大変な苦しみを味わうことになるのもまた確かでしょう。「精神障害」の問題は現在においても一種のタブーとなっている面もあります。しかし、現実に多数の患者が存在しさまざまな事件が起きている以上、ただ隠そうとしても意味はありません。そうした患者の処遇を含め、正面から議論をしていく時期に来ていることは言うまでもありません。

おわりに

阪神大震災と地下鉄サリン事件以降、わが国では「こころの問題」がマスコミの話題として、あるいは行政的な施策として関心を集めてきました。「PTSD（外傷後ストレス障害）」、「トラウマ」などの用語が十分内容を吟味されないまま、ある種の流行語として一人歩きしています。災害や犯罪の被害者におけるPTSDの問題が、しばしば報道でも取り上げられます。

この結果、ストレスや親の養育方法を原因として、重症の精神疾患が発症しているという誤った認識を持っている人も少なくないようです。

一方、本書で取り上げた統合失調症や、うつ病とそれに伴う自殺の問題は、国家のレベルにおいても、医療的な面からも、真剣に取り組まれていないのが現状です。臨床的には、確実にPTSDと診断できる症例はごくわずかに過ぎません。患者の数としても、日本全国で数百人にも満たないものです。

これに対して統合失調症患者は総人口の約一パーセント、うつ病患者は少なくともその三倍から五倍の患者が存在しています。すなわち、合わせて数百万人の患者がいるわけです。

統合失調症では軽症例もみられますが、重い精神症状と生涯折り合いをつけていく必要のあるケースも少なくありません。うつ病では本文中に述べたように、自殺の危険が極めて高くなります。うつ病患者の少なくとも一〇パーセントは、自殺によって亡《な》くなるのです。

本書の中では、精神疾患と犯罪の関係を一つのモチーフとして記述しました。これは「保安派」の論客の言うように、危険な精神障害者を隔離・収容せよと主張する意図ではありません。本書をきっかけとして、わが国においては「存在していないもの」として見なされてきた精神疾患に関して新たな視点を持ってもらうことができれば、筆者としては望外の喜びです。

稿を終えるにあたり、貴重な資料を提供して頂いた元松沢病院院長・金子嗣郎氏(故人)、令夫人・金子禮子氏に感謝の意を捧《ささ》げます。

また新潮社出版部の土屋眞哉氏には、数多くの助言をして頂きましたことを感謝いたします。本書を完成させることができたのも、土屋氏のご尽力によるものです。

平成十六年六月

文庫版あとがき

本書が二〇〇四年に出版されてから、精神医療の中では、「心神喪失者等医療観察法」という法律が施行されるという大きな動きがみられました。これは二〇〇一年の大阪池田小における児童殺傷事件をきっかけとして立案されたものです。この法律が本来の主旨に沿って運営されれば、司法機関と精神医学が協力して、本書で述べたような重罪を犯した精神障害者（触法精神障害者）の問題に取り組むという画期的なものとなるはずでした。しかしこの間の経過を見ていると、根本的な問題の議論は行なわれず、体裁を整えるだけに終わり、触法精神障害者に対する医療の実態は今後もさほど変わらないのではないかと懸念《けねん》されます。

スウェーデンなど一部の例外はあるものの、諸外国においても、日本における刑法三十九条と同様の規定が存在しています。犯罪を犯した精神障害者に対しては精神鑑定が行なわれ、責任能力がないと判定されると刑罰の対象になりません。しかし、諸外国と日本が大きく異なるのは、その後の触法精神障害者の扱いです。大部分の先進国においては、こうした患者を収容、治療するための専門の施設があり、司法機関と精神医療が協力し、患者の治療や社会復帰、再犯の防止に取り組んでいます。これに対して日本では、本文でも述べたように、犯罪を犯した精神障害者が心神喪失のため不起訴になった場合、一般の精神病院に一時的に強制入院となるだけで、その後司法機関はまったく関与せず、再犯防止のためのフォローアップのシステムも存在していませんでした。いわば、患者を病院に丸投げする形になっていたのです。そして患者が再犯を繰り返しても、司法機関はいっさい責任をとることはしなかったわけです。

二〇〇五年に施行された「心神喪失者等医療観察法」はこうした事態を多少なりとも改善しようという試みです。この法律では、殺人など重大な犯罪を犯したにもかかわらず、心神喪失、心神耗弱《こうじゃく》によって不起訴や無実となった精神障害者を、必要に応じて専門病棟に強制入院させ、手厚い治療を行なうことを定めています。この制度を適用された患者は、地方裁判所で行なわれる審判において、裁判官と精神科医の合議によってその後の処遇を決定されます。

強制入院が決定した場合、新たに整備された指定入院医療機関において、入院治療が行なわれます。これは第八章で述べた英国の地域保安病棟をモデルにした施設で、三十床程度の小規模の病棟であり、治療プログラムも、細かく定められています。現在、東京小平市の武蔵《むさし》病院、岩手県花巻市の花巻病院などにおいて、この指定病棟の運営が始まっています。

この法律が実効のあるものとなるかは、現段階でははっきりしたことは言えません。ただ明らかに問題と考えられるのは、触法精神障害者が入院することになる指定病床がわずか七百床しか予定されていないことに加えて、地元の反対などによって、建設の目処《めど》が立っていないものも少なくない点です。この制度のモデルにした英国では、司法精神医療のための病床は、地域保安病棟とブロードモアなどの特殊病院を合わせると二千五百床余りに及びます。人口比から単純計算すると、わが国においては六千床以上の指定病床が必要な計算になります。遅かれ早かれ指定病床が満床となり、この制度の枠組みが維持できなくなることが危惧《きぐ》されます。さらに、長期入院が必要な触法精神障害者に対する対策がほとんど考えられていない点も大きな問題でしょう。患者によっては十年単位の入院を必要とする場合もありますが、この法律では高々一〜二年の入院しか想定していないのです。

本書が刊行されるしばらく前に、精神分裂病の呼称が統合失調症に変更になりました。単行本では精神分裂病という用語を用いましたが、現在では統合失調症という病名が一般に浸透してきたので、この文庫版では基本的に統合失調症に表記を統一しています（内容的に必要な場合に、「精神分裂病」のままとしている部分もあります）。

精神分裂病という病名は、約一世紀前に、スイスの精神科医ブロイラーの命名したものです。それ以前この病気は、早発性痴呆《ちほう》と呼ばれていました。わが国では、一九三七年から公式に精神分裂病という病名が用いられています。しかし家族会などから、この病名に対する社会的な偏見が強いという意見が学会に寄せられ、二〇〇二年に精神分裂病を統合失調症に変更する決定がなされました。その後、行政機関もこれを追認した形になっています。

この呼称変更はおおむね好意的に受け止められました。医療者側においても、病名の告知がしやすくなったという声を聞きます。学会の幹部は、患者がいわれのない差別やスティグマから解放されたと自画自賛していました。しかしこの変更が、どれほどの意味を持つものでしょうか。

最近、精神科を心療内科、あるいはメンタルヘルス科と言い換えるように、あるいは痴呆《ちほう》を認知症と言うように、名称をなじみやすく受け入れやすいものに変更する動きをよくみかけます。しかし、これに実地の改善が伴っているわけではありません。統合失調症の場合も同様です。この変更によって、患者の人たちが実際的な利益を得たでしょうか。それよりも、病名が統合失調症に変更になった時期と前後して、統合失調症患者にとって深刻な行政的な改悪が準備されていたことに注目すべきでしょう。その一つは通院医療費公費負担制度の廃止です。これは外来に通院中の統合失調症などの精神科患者に対する支援制度で、申請すれば医療費の自己負担が通常の三十％から五％に減額されるものでした（東京都では、一時無料のこともありました）。しかしこの制度が廃止となり、新たに制定された自立支援医療においては、運営が厳格になったことに加え、自己負担は十％と倍に増額になったのです。収入の乏しい精神科患者において、これは大きな痛手でした。

この自立支援医療を定めた障害者自立支援法は二〇〇六年に施行されたものですが、精神障害だけでなく、身体障害、知的障害を含む障害者全体の「人格と個性を尊重し、安心して地域生活を送れるような社会を実現する」ことを法の主旨としています。しかし現実は、障害者を切り捨てようと意図しているのが明らかな悪法でした。この法律によって所得がごくわずかな障害者からも施設の利用料金を取り立てたり、診療報酬の改定でリハビリ施設の利用期間を一方的に制限してしまう点は大きな非難を浴びています。精神障害者に関しては、零細な作業所やグループホームに対する補助金が減額され、作業所などのリハビリテーション施設においては、長期の利用を認めず、通常の就労に移行させるように官庁から圧力がかかっています。

ほとんどの統合失調症患者にとっては、病名の問題などよりも、医療費の負担や支給される障害年金の額がはるかに重要な問題です。病名は統合失調症に変わっても、良くなったことは何もないというのが彼らの実感でしょう。学会の幹部は呼称変更の効果を誇るよりも、患者の負担増を食い止められなかったことを反省するべきです。

この本の発刊以降も、日本における自殺の問題はさらに深刻さを増しています。年間三万人以上の自殺者が発生している状況に、改善はみられていません。腰の重い政府も、アリバイづくりの気配が濃厚ですが、自殺対策にようやく乗り出しました。二〇〇六年には自殺対策基本法を成立させ、国・自治体に対して、効果的な予防策のために自殺の実態調査や、職場や学校、地域における心の健康を保つ体制の整備を求めています。さらに厚生労働省の戦略研究として、自殺予防のための新たな研究チームが発足しました。

このように行政が自殺の問題に関心を持つようになり、またマスコミでも自殺やうつ病に関するテーマがしばしば話題にのぼるようになっています。当初自殺の増加は経済的不況に関連するとみなされていましたが、実際はそれほど単純な現象ではありません。拙著『狂気の偽装』（新潮社）において一部を述べましたが、他の先進国と比較すると、日本では失業率と比べて自殺率が際立《きわだ》って高く、これには日本独特の社会病理が大きく関連していると考えられます。つまり日本ではいったん失業者になると、それが容易に自殺に結びついてしまうのです。

社会学者の藤田弘夫氏は、路上の公共看板の分析から、日本がいまだに「お上」の独善、傲慢《ごうまん》に支配された官尊民卑の国であり、国民は官僚的秩序を優先することをすりこまれていること、あらゆる組織に官僚的な体質がしみついていることを指摘しています（藤田弘夫『路上の国柄』文藝春秋）。ただ高度成長時代以降、このような統制的なシステムを、日本の国民が満足して受け入れてきたのも事実です。彼らは終身雇用、年功序列という統制的な雇用システムの中で、秩序を乱さない限りは、雇用の安定性と収入の増加を確保できたからです。

しかし、この日本型の社会システムは大きく変化しつつあります。企業も行政も、平気で弱者を切り捨てることが当たり前になっています。雇用の安定性は失われ、中高年のリストラ、首切りは日常茶飯事で、これは自殺の大きな原因になっています。障害者自立支援法の運用をみればわかるように、国も弱者を見殺しにしようとしています。借金苦で死を選ぶ人も後をたちません。

自殺の増加は大きな社会問題ですが、「日本型」の社会問題はこれにとどまりません。いじめ、不登校、社会的ひきこもりなどは、他の先進国と比べて日本で突出しています。日本においては、こうした社会問題が突出して多くみられるにとどまらず、行政や社会がほとんど有効な手だてを見出せない点も際立っています。このような現象の底流には、官僚的な秩序と表裏一体の関係にある、はみ出し者を嫌い、些《さ》細《さい》な問題を見つけてバッシングする「悪人情」とでもいうべき日本社会の冷酷さが存在しています。たとえばイラクで武装勢力の人質になって殺害されたフリーターの若者に対して、「自業自得だ」「自己責任であるから殺されても仕方がない」などと切り捨てた新聞報道は、その典型でしょう。労災問題になったケースですが、出向を拒んだ社員に対して仕事を与えず、ペナルティーとしてトイレ前の廊下に一日中座らせてうつ病を発症するまで追い込んだある化粧品会社の対応なども、この悪人情の特徴がよく出ています。

こうした問題にどう対応していくべきでしょうか。まず何よりも日本社会の底流にある心性を変えなくてはならないでしょう。自殺の統計的分析によれば、自殺を企てる人の多くは、企業から使い捨てられた中高年の男性や、過《か》疎《そ》の町の孤独な老人など、社会や国から見捨てられた人々です。彼らは格差社会の敗者といってもいいかもしれません。日本の社会では敗者であること自体が切り捨てられ非難される理由となり、秩序からはずれたものとして、存在してはいけないものとみなされてしまうのです。「お上」の統制を歓迎し、何よりも秩序を優先する社会、そこからはずれたものには平気でバッシングをし、叩《たた》き潰《つぶ》そうとする日本人の冷酷な心性を、長い時間がかかろうと変えていく必要があるとともに、自殺をしようとする人々を救うには、彼らが頼ることができる「柔らかい」システムを作り出すことを求められています。

平成十八年十二月

岩波　明

解説――彼らとの彼岸

森　達也

小学校低学年の頃、近所の同級生の家によく遊びに行った。いつもニコニコと笑顔を絶やさない同級生の母親は、帰るときには必ず玄関口で、同級生と一緒に僕を見送ってくれた。

やがて進級して、その同級生とは違うクラスになった。だから遊びに行くことはほとんどなくなった。家の中で遊ぶより、放課後の校庭や近くの原っぱが遊び場所になったことも、彼の家から足が遠のいた理由のひとつだった。子供の成長を考えれば、ごく自然な流れといえるだろう。

そんなとき、学校の休み時間に、その「かつての同級生」の母親が「おかしくなっちゃった」との噂《うわさ》を友人から聞いた。「おかしくなっちゃった」の意味を、当時の自分がどんなふうに解釈したかはよく覚えていない。でもこの件で「かつての同級生」に、「噂を聞いたけれど本当か」などと聞いたりはしなかったから、あまり大声で言うべきことじゃないくらいの意識はあったのだろう。

いずれにしても、「おかしくなっちゃった」と言われて「へえ」くらいの反応はしても、人の内面が変わることについて、当時はリアルに想像できなかったはずだ。でもそれから数日後、学校帰りの僕は、そのお母さんとばったり路上で会った。いつもニコニコと笑顔を絶やさなかった彼女は、とても殺伐とした表情をしていた。急激に老《ふ》けてしまったような印象だった。歩き方も別人のように、せかせかと早足に変わっていた。そして僕が何よりも強い衝撃を受けたのは、彼女が素足で路上を歩いていたことだった。

服装には特に乱れはない。買い物籠《かご》を下げていたような気がする。つまり日常なのだ。ところが素足。その理由が僕にはわからない。「おかしくなる」ということは、「理解不能な領域にいってしまう」ということなのだとやっと理解した。同時にとても強い恐怖を感じた。通りの反対側の舗道を歩く僕に、彼女はまったく気づかないようだった。真直《まつす》ぐ前を向いて歩いていた。強い意思を感じた。でもその意思がわからない。だから僕はひたすら怖かった。

高校時代、同じクラスの友人が自殺した。生徒会の役員に自ら立候補するようなタイプの友人だった。背は高く、スポーツは万能で成績も優秀。性格は明朗で快活。その彼が、卒業が近づいた頃から、徐々に寡黙《かもく》になっていった。会話が何となく嚙《か》みあわなくなり、学校は休みがちになり、やがてとうとう登校しなくなった。担任の教師はホームルームの時間に、「ノイローゼで休学することになった」と説明した。

自殺したとの報《しら》せは、それからすぐだった。悲しいとか悔しいとか、そんな感情の前に、僕や友人たちは、まずは呆気《あっけ》にとられた。死ぬ理由がわからない。成績優秀でスポーツ万能で明朗で快活で家庭にも問題はなくて背は高いし容姿端麗なのだ。でも彼は首を吊《つ》った。遺書はない。

大学二年生の頃、僕は池袋の外れのアパートに住んでいた。四畳半一間で共同トイレ。そう書くと極貧のように思われるかもしれないけれど、あの時代の学生には、そんなアパートが当たり前だった。隣室には二つほど年上の学生が住んでいた。時おりサントリー・ホワイトのボトルを手に、彼は僕の部屋の扉をノックした。読書家でとても世話好きな彼は、「卒業後に東京で就職するか郷里に帰るかで悩んでいるんだ」などと語ってくれた。里帰りしたときには、必ず郷里の手土産を持ってくるような律《り》儀《ぎ》な人だった。

その彼の挙動が、冬休みが始まる少し前からおかしくなった。夜な夜な木刀を持って、アパートの下の路上で奇声をあげながら、何者かと闘いだしたのだ。そんなとき僕は、灯《あか》りを消した自分の部屋で脅《おび》えながら時間を過ごしていた。時おり、路上での何者かとの格闘を終えた彼がドアをノックすることがあった。いつもは居留守を使うのだけど、たまたまトイレに行こうとドアを開けたときに、木刀を手に荒い息をつきながら階段を昇ってくる彼とかち合ったことがある。転倒でもしたのか、目尻《めじり》と頬に薄く血が滲《にじ》んでいた。観念して僕は、彼を部屋に迎え入れた。ニコニコと微笑《ほほえ》みながら、彼はネスカフェを美味《おい》しそうに飲んだ。数分前まで、路上で絶叫しながら走り回っていた気配はまったくなかった。でも眼が異様にキラキラしていたことは忘れられない。

彼らは皆、僕にとってはかつて理解できた人であり、その後に理解不能な他者となってしまった。そして僕は、ずっと彼らに脅えていた。なぜなら「わからない」からだ。

不安や恐怖は「わからない」ことによって発動する。遊園地のお化け屋敷を考えればいい。あそこにホンモノのお化けがいると思う大人はまずいない。でもやっぱり怖い。何が怖いのか。お面を被《かぶ》ったアルバイトのお化けではない。電気仕掛けの人形が怖いわけでもない（まあ、ビックリはするけれど）。

怖いのは薄暗い通路なのだ。何がいつどんなふうに出てくるかわからない。だから怖い。つまり「わからなさ」は、不安や恐怖を何よりも強く喚起する。

ドキュメンタリーの仕事を始めるようになってから、引きこもりの若者たちを取材したことがある。その多くは家族に対して暴力を日常的に行使していた。自傷他害予備軍の若者たちだ。ところが警察は家庭内のこととしてなかなか動かず（と書くと、警察はもっと介入せよとの意味と取られるかもしれないが、そうではない）、事が起きる前に精神科への診察と入院をと家族は願うがそれは叶《かな》えられず、薄暗く湿っぽい自室というこの社会のエアポケットに、すっぽりと嵌《はま》りこんだような若者たちだった。撮影が始まる前、僕は少なからず脅えていた。暴力団やマフィアや右翼などを撮ったときよりも、強い不安と恐怖を感じていた。

なぜなら「わからなかった」からだ。でも撮影を進める過程で、幾人もの引きこもりや暴力的な若者たちに出会い、話すことで（微妙に嚙みあわない場合がほとんどだけど）、少しずつわかってきた。脅えているのは彼らも同様なのだ。いやむしろ彼らのほうが、自分が理解不能な存在になりつつあることをどこかで察知して、焦燥し、より心細く、不安で、脅えていた。

精神科医として豊富な臨床体験を持つ岩波明は、当然ながら彼ら「理解不能な人たち」との接触を、継続して濃密に続けている。だからこそ不安や恐怖、そして嫌悪《けんお》を媒介に、彼らを不可視の領域に閉じ込めようとするこの社会の集合無意識的な衝動に、とても強い苛立《いらだ》ちを覚えるのだろう。『狂気という隣人』とのタイトルが何よりも雄弁に物語る岩波の決意表明には、「わからない」ことで不安や恐怖を発動し、触法精神障害者を「存在していないもの」として不可視の領域に押し込めるか、あるいはまともな精神鑑定すら実施しないままに断罪するという二極化のあいだで揺れ動く現行の司法システムに対しての、強い苛立ちが明確に現れている。精神保健福祉法や少年法、あるいは改憲に至るまで、表層的な不安や恐怖を理由に、安易にシステムを変えようとしているこの国の民意に対しての強い違和感が根底に流れている。そしてまた岩波の最新刊である『狂気の偽装』でより鮮明に打ち出されるように、「心のケア」や「PTSD」、「トラウマ」などの精神医学用語が安易にレッテル貼《は》りとして消費される現状に対して、専門医としてとても強い危機感を持っている。

統合失調症の発症率は人口の1パーセント。これは全世界で変わらない。スキゾフレニックと呼称される予備軍はその数十倍とのデータもある。

つまり彼らは僕であり、そしてあなたかもしれない。

本書には実にたくさんの触法精神障害者が登場する。認知のシステムが少し違うだけで、人はこの世界をまったく異なる形で解釈する。これは言い換えれば僕らの認知システムが、いかに脆弱《ぜいじゃく》で微妙な機構であるかということなのだけど、人はなかなかそこには思い至らない。喜怒哀楽のような人の根底的な情感すら、まったく異なる（もしくは欠落した）人たちなのだと思い込む。

もちろん中には、いわゆるサイコパスと呼称される、（まさしくその意味では）血も涙もないような人もいる。でも読み進めるうちに気づくのだけど、そんな凶悪という形容詞以外に思いつけないような人たちのキャラクターの描写が、なぜか憎めない。どこか愛くるしい。岩波の筆致が優しいのではなく、彼らが実際に、邪悪な存在ではないからだろう。

綱の両端には、それぞれ八十人ほど。看護師やボランティアも多いが、僕が誘導された左側の端には、重度の患者たちが多かったようだ。何度か仕切り直しがあってから、「イーチ・ニーノ・サン！」との掛け声で、綱引きは始まった。

考えたら綱引きなど久しぶりだ。綱を両手に持ち、腰を落としながら僕は全力で綱を引く。

「困ったなあ。卵がついている……」

僕のすぐ前で綱を引いていた若い男が、顔をしかめながらそう言って綱を放して、しげしげと手のひらを眺めている。

「卵なんかついていませんよ」

綱を引きながら僕は言う。

若い男は、一瞬だけ不思議そうに僕の顔を見たが、「……そうですね。そんなはずはないですね」と頷《うなず》いてから、再び綱を引き出した。

右に引用したのは、ちょうどこの解説を引き受けるときに刊行された拙著『東京番外地』の一節。松沢病院の運動会に飛び入りで参加したときの描写だ。何だかPRめいていて気が引けるけれど、でも岩波が長く勤務していたこの都立の精神病院は、僕にとってもなぜか、何かと縁のある施設だったことはこの解説で書いておきたい。

つくづく思う。正義と邪悪にこの世界を二分できるのなら、どんなにか簡単だろう。どんなにか楽だろう。悪は徹底的に駆逐すればよい。正義は高らかに謳歌《おうか》すればよい。でも現実はそうではない。この二つは概念だ。100%の正義や邪悪など存在しない。その狭間《はざま》が現実だ。僕らはその境界のエリアにいる。線分で分けられるものではない。

あえて言うのなら濃淡なのだ。その境界のエリアに、彼ら精神障害者たちもいる。不可視の領域に押し込められ、声を聞いてもらえず、話しかけられることもなく、ひっそりと閉じこもりながら生きている。

その意味で、法体系はもちろん変わったけれど、岩波が書くこの国の座敷牢《ろう》システムは、まったく変わっていないのだ。見つめること。聞くこと。そして知ること。たったそれだけのことで、「彼ら」に対しての認識は大きく変わるはずだ。

僕は今、「彼ら」と書いた。きっと岩波はこの箇所を読みながら思うだろう。「彼らではない。僕らなのだ」と。

（平成十八年十二月、映画監督・作家）

この作品は平成十六年八月新潮社より刊行された。

松本昭夫著

精神病棟の二十年

電気ショック、インシュリン療法、恐怖の生活指導……。二十一歳で分裂病に罹患、四十にして社会復帰した著者が赤裸に綴る異様な体験。

松本昭夫著

精神病棟に生きて

私は中空の一角でSさんとセックスをしている。そうした幻覚が延々と続いた――。再び語られる精神病の深い闇、文庫書下ろし。

大平　健著

診療室にきた赤ずきん
―物語療法の世界―

赤ずきん、ねむりひめ、幸運なハンス、ももたろう……あなたはどの話の主人公？　精神科医が語る昔話や童話が、傷ついた心を癒す。

河合隼雄著

こころの処方箋

「耐える」だけが精神力ではない、「理解ある親」をもつ子はたまらない――など、疲弊した心に、真の勇気を起こし秘策を生みだす55章。

河合隼雄著

縦　糸　横　糸

効率を追い求め結論のみを急ぐ現代日本は、育児や教育には不向きな社会だ。心の専門家が、困難な時代を生きる私たちへ提言する。

河合隼雄
南　伸坊著

心理療法個人授業

人の心は不思議で深遠、謎ばかり。たまに病気になることも……。シンボーさんと少し勉強してみませんか？　楽しいイラスト満載。

北杜夫著

楡家の人びと

毎日出版文化賞受賞（上・下）

楡脳病院の七つの塔の下に群がる三代の大家族と、彼らを取り巻く近代日本五十年の歴史の流れ……日本人の夢と郷愁を刻んだ大作。

帚木蓬生著

閉鎖病棟

山本周五郎賞受賞

精神科病棟で発生した殺人事件。隠されたその動機とは。優しさに溢れた感動の結末――。現役精神科医が描く、病院内部の人間模様。

天野惠市著

そこが知りたい「脳の病気」

頭痛、めまいの原因は何か。脳梗塞の予防法はあるのか。ボケに効く薬とは？　わかりやすく解説した、万人のための「脳」の医学書。

池谷裕二・糸井重里著

海馬

―脳は疲れない―

脳と記憶に関する、目からウロコの集中対談。「物忘れは老化のせいではない」「30歳から頭はよくなる」など、人間賛歌に満ちた一冊。

養老孟司著

脳のシワ

死、恋、幽霊、感情……今あなたが一番知りたいことについて、養老先生はこう考えます。解剖学者が解き明かす、見えない脳の世界。

澤口俊之・阿川佐和子著

モテたい脳、モテない脳

こんな「脳」の持ち主が異性にモテる！　気鋭の脳科学者が明かす最新のメカニズム。才媛アガワもびっくりの、スリリングな対談。

狂《きょう》気《き》という隣《りん》人《じん》

―精神科医の現場報告―

新潮文庫　い-84-1

平成十九年二月一日発行

著者　岩《いわ》波《なみ》明《あきら》

発行者　佐藤隆信

発行所　株式会社 新潮社

郵便番号　一六二―八七一一
東京都新宿区矢来町七一
電話 編集部(〇三)三二六六―五四四〇
読者係(〇三)三二六六―五一一一
http://www.shinchosha.co.jp

価格はカバーに表示してあります。

乱丁・落丁本は、ご面倒ですが小社読者係宛ご送付ください。送料小社負担にてお取替えいたします。

印刷・二光印刷株式会社　製本・株式会社植木製本所

ISBN978-4-10-130571-4 C0195